"El órgano del traje gris"

AGUSTÍN ACEBES

SEGUNDA EDICION: agosto 2016

PRIMERA EDICION: mayo 2015

Diseño y maquetación: Patricia Acebes

Copyright 2015 ©Agustín Acebes

Quedan prohibidos, dentro de los límites establecidos por la ley y bajo los apercibimientos legalmente previstos, la reproducción total o parcial de esta obra por cualquier medio o procedimiento, ya sea electrónico o mecánico, el tratamiento informático, el alquiler o cualquier otra forma de cesión de la obra sin autorización previa y por escrito del titular del *copyright*

"A todos aquellos que con su enfermedad, su dolor y su sufrimiento me enseñaron mi oficio".

"Si lo que vas a decir, no es mas bello que el silencio.
No lo digas".
(Proverbio árabe)

INDICE

PREFACIO 11
1. De cómo se alumbró este libro. 15
2. "NEURO ACE": opinión y divulgación en neurociencia 23
3. Divulgar en medicina. 33
4. "El órgano del traje gris"..49
5. ¿Y cómo miramos ahí dentro? 77
6. La enfermedad más mediática...91
7. "Me tiembla la mano, mientras me afeito" 109
8. "Esas malditas manchas blancas" 121
9. Cefalea: "Un quebradero de cabeza" 131
10. Crisis epilépticas: "la tormenta cerebral"........................147
11. Trago mal, y mis manos se están descarnando"............159
12. Ictus: "Una catástrofe cerebral prevenible" 167
13. "Se me caen los parpados por las tardes"......................177
14. "La vida es sueño" 181
"Decálogo para mantener un cerebro saludable". 195

PREFACIO

La neurociencia está de moda y no parece pasajera. Recientemente, la administración americana convencida de la importancia de nuestro cerebro, ha puesto en marcha el proyecto *"BRAIN"*. Un importante despliegue científico y económico encaminado a conocer mejor el órgano que todos llevamos encima de nuestros hombros y en medio de nuestras orejas. El que nos hace ser seres racionales, y al que hemos tenido algo abandonado. Desde Europa no han tardado en replicar a los americanos y, también, desde aquí, se han iniciado nuevos caminos en la investigación cerebral.

El cerebro es nuestro órgano más noble y, también, el más complejo. Un potente ordenador biológico, de cuyo buen funcionamiento no solo depende nuestro cuerpo, sino también nuestra mente, soporte de nuestro psiquismo y esencia de nuestra condición humana.

Son muchas las especialidades médicas —neurología, psiquiatría, psicología— que se ocupan de su estudio y de procurarle alivio cuando enferma y son numerosos los campos del conocimiento humano donde la neurociencia es tenida en cuenta, en un protagonismo creciente de una rama del saber al que todo el mundo dirige la mirada.

Ante esta creciente expectación han brotado, como las semillas en primavera, los *"neuro-divulgadores"*, trasmisores de *"neuro-conocimiento"*. Yo, me he convertido en uno de ellos.

Soy neurólogo, veterano en la práctica clínica, pero deslumbrado, como un joven novicio, ante las posibilidades que brindan *"internet"* y las *"redes sociales"*. Tanto, que me he enganchado a ellas. Hace dos años y medio me subí a *"Facebook"* y cree mi propia marca: *"neuro ACE"* —acrónimo de mi especialidad y mi primer apellido— iniciando un viaje que ha merecido la pena. He podido opinar y divulgar y, también, he aprendido de mis *"followers"* —otro anglicismo más para la colección— y, sobre todo, he intentado crear un *"rincón en la red"*, para el encuentro, con la neurociencia como aglutinante, sin desdeñar el arte, el humanismo, la solidaridad... el ser humano en su conjunto, en un tono amable y cordial.

Esta historia pensaba que merecía la pena ser contada en un libro, y en ello estoy, ya que con estas líneas doy inicio a la faena. Buscando un titulo, he encontrado uno que me gusta y que aparte de ser muy literario, esconde la magia del misterio: *"El órgano del traje gris"*.

Espero, de corazón — ¿quizá debería decir de cerebro? — que, en esta nueva singladura, tengan ánimo y disposición para subirse a bordo.

¡Sean todos bienvenidos!

Agustín Acebes

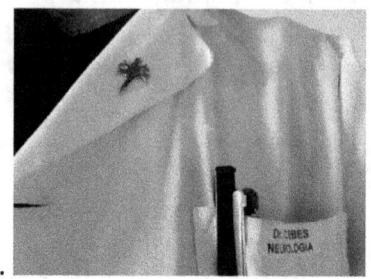

Gijón, Mayo del 2015.

www.agustinacebes.es

1. De cómo se alumbró este libro.

Hoy, 3 de abril del 2015, festividad de Viernes Santo, mientras los cristianos celebran, una vez más, el recuerdo del martirio de Jesucristo en la cruz —aunque la mayoría lo hagan tomando los primeros rayos de sol del año, después de largas caravanas y abundantes toques de claxon—, los informativos han recordado, que tal día como hoy, de hace 42 años, se realizó la primera llamada telefónica con un dispositivo móvil. Ese compañero imprescindible, que casi todos albergamos, a buen recaudo, en el bolsillo de nuestra chaqueta, cumple hoy años. Ha llegado a la cuarentena, la edad de la madurez. Una nimiedad, claro, comparado con los milenios transcurridos desde la crucifixión que hoy se celebra.

Martin Cooper, ingeniero de telecomunicaciones, director de la compañía Motorola fue quien, en un arrebato de originalidad, realizó la primera llamada en abril del 1973, nada menos que a su competidor directo. ¡Hay llamadas telefónicas que deben escocer más que el alcohol! El armatoste con el que fue realizada superaba el kilogramo y Martín, apenas podía asirlo con una sola mano, de lo voluminoso que era (Fig. 1-1). Semejante odisea le valió a Cooper, muy merecidamente, el Premio Príncipe de Asturias de Investigación Científica y Técnica del año 2009, compartido con Ray Tomlinson, otro revolucionario de nuestro tiempo, inventor del *"correo electrónico"*.

Y siendo importante lo anterior, fue poca cosa, con lo que representó la aparición de la ***"web"***, y el desarrollo de internet como medio de comunicación popular. El británico Tim Bernes-Lee es considerado el padre del ***"www"***, invento que llegó para quedarse y cambiar el mundo, hace poco más de veinte años, aunque nos pueda parecer que siempre estuvo ahí. (Fig. 1-2)

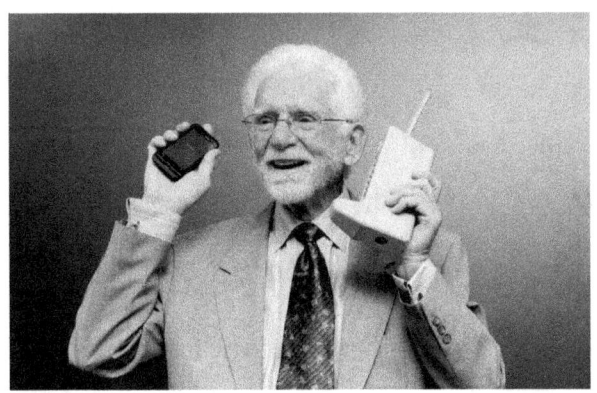

(Fig. 1-1) Martin Cooper

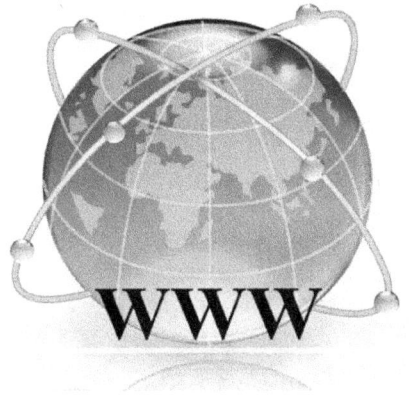

(Fig. 1-2) www. La "web"

Nadie imagina ya el mundo sin el guarismo "@" en las comunicaciones y en las relaciones personales, ni sin ese aparatito con pantalla, al que llamamos teléfono, pero al que se han unido tantas prestaciones y utilidades que, casi, enmascaran la función original para la que fue inventado: la transmisión de la palabra.

Recuerdo aquí esta efeméride telefónica, porque ha coincidido con unos días de asueto, en los que he aprovechado la vacación para darle algunas vueltas al *"tarro'"* —magino que esta acepción coloquial de cabeza será por su condición de recipiente que alberga algo muy valioso—, entre trote y trote por el asfalto y el camino, barajando ideas para mi próximo libro. Esta noticia, que me llego por los auriculares de mi pequeña radio, fue determinante en la decisión que he tomado. Me explico:

Deshojando la margarita, contemplé varias opciones: la primera; repetir relatos (mi *"opera prima"*: ***"Neurorunning" relatos, a la carrera***, me dejo un buen sabor de boca), o quizá, seguir con otra ficción novelada (me tienta una nueva entrega de *"Password.*

Una palabra clave", pues creo que hay personajes a los que podría sacar más jugo), o porque no, emprender nuevos caminos (llegué a pensar escribir algunos cuentos)... pero al escuchar lo del señor Cooper y, salvando las distancias, se poso en mi mente la opción de la información y la divulgación como tema. Una de esas asociaciones en las que un pensamiento hilvana con el siguiente. Activando un circuito neuronal, latente, que reposa —muchas veces sin saberlo—calladito en el interior de nuestro cerebro, esperando, agazapado, su turno.

¡Ya está! Si llevo más de dos años dedicando parte de mi tiempo a comunicar y difundir —al menos intentándolo—*"neuroconocimiento"* en *"redes sociales"* ¿Por qué no va a ser esta una buena historia para un libro? La neurociencia está de moda y, en jerga de economistas, representa un buen *"nicho"* para generar actividad. ¿O no? Así que para *"hacer este cesto nuevo, ya tenía yo buenos mimbres"*.

Pero…siempre suele haber un, pero. El reverso de la moneda que puede empañar el éxito. El *"lado oscuro de la luna"*. En los tiempos por los que transitamos existe una tormenta de información, mucha de ella, inútil y efímera. Lo que hábilmente se ha denominado con el acrónimo *"Infoxicación"*. Todo el mundo opina, habla, escribe, difunde, divulga…y los *"foros"* y los *"blogs"* inundan el ciberespacio, llenándolo de ruido. ¡De muchísimo ruido! ¿Y si mi iniciativa es un "disparo" más, fugaz e inútil, en esa guerra de fuego cruzado, ensordecedor, en que se ha convertido la información, la divulgación y la opinión? ¡Podría hacer víctimas inocentes con mi "fuego amigo"! ¡No me gustaría!

Esa misma noche, mi almohada me acompaño en la vigilia bastante más tiempo del habitual, en un fluido dialogo interno, previo al sueño. Se hizo el remolón, pero llego, y al menos, temporalmente, dio descanso a mis cuitas y "circuitos".

He aquí, que al día siguiente amaneció en sábado de Pascua, y en consonancia con la fecha, también en mi cabeza resucitó, con brío, *"la idea de la divulgación"*. ¡No se me había ido con el sueño, la muy pertinaz!

Es lo que tiene escribir, como hago yo, por impulso, alejado de la ortodoxia del método, que te puede pillar la inspiración, así, de repente, y tienes que darle, con rapidez, salida. Cuentan, que las musas gustan de encontrarte trabajando, y no les debe faltar razón a los muchos creadores que en el mundo ha habido, pero yo doy fe, que, a mí, sin embargo, me suelen abordar, a traición, casi de sobresalto, y me van guiando ligeras, tiránicas y persistentes, golpeando el teclado o rasgando el papel con la pluma. Una especie de *"furor creativo"* que no puedo contener, aunque quisiera.

Debieron ser los vericuetos del ocio, las noticias y el destino, que, al juntarse, cual gametos traviesos que se funden, dan lugar a inesperadas y, a veces, bellas criaturas. Así ha ocurrido con la gestación de este libro, que ha ocurrido tal como les cuento, en plena "Semana Santa", de tradición y de asueto, y cuyo alumbramiento se inicia a vuelta de esta hoja, en el próximo capítulo.

Quedan todos los que hasta aquí hayan llegado, invitados a conocer al neonato.

2. "NEURO ACE": opinión y divulgación en neurociencia

A finales del año 2012, mediado el mes de diciembre, en una tarde lluviosa, aburrida y fría (Fig. 2.1), se me ocurrió una iniciativa en mi particular "*laboratorio de ideas*": el sofá del salón de mi casa. Miraba, ensimismado, las gotas de lluvia resbalar por los cristales de la ventana, con la mirada perdida y el suave zumbido del motor del ordenador, como sonido ambiente. ¡Como hago tantas veces!

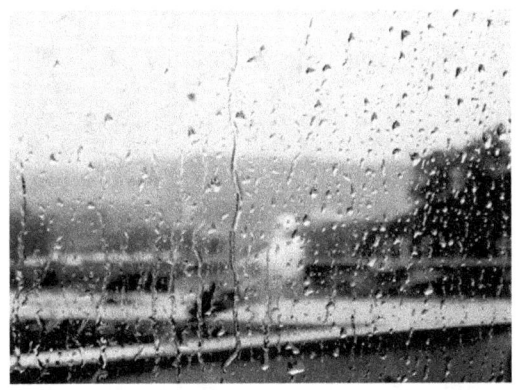

(Fig.2-1)

Se estaba apagando la poca luz de ese día gris, cuando mis ojos se volvieron hacia el fondo azul de la pantalla del ordenador. Y no sé por qué razón —esos misterios que se esconden en muchos de nuestros pensamientos—, justo en ese momento, de esa tarde invernal, pensé en la oportunidad de crear una "plataforma" para poder divulgar *"neuroconocimiento"*. Poder opinar y divulgar neurociencia en Internet, la *"red de redes"*. ¡Así de rotundo, me sobrevino el pensamiento! ¡Menuda misión! ¿Por qué se me habría metido semejante historia entre ceja y ceja? Nunca lo supe muy bien, pero el caso es que aquella misma tarde escribí mi primer *"post"*. ¡Acababa de nacer *"neuro ACE"*! Cuando ya la noche había llegado a la calle, y arreciaba aún más el frío, se me ocurrió un eslogan para apellidar mi nueva criatura: *"Neurociencia para andar por casa"*. (Figura 2-2) Esa era la filosofía con la que nacía mi *"invento"*: afrontar algo tan serio y riguroso — neurociencia— con un tono amable, cordial y confortable. Intentar hacerlo igual de cómodo, como uno se siente en zapatillas de andar por casa. ¡Ese era mi reto personal!

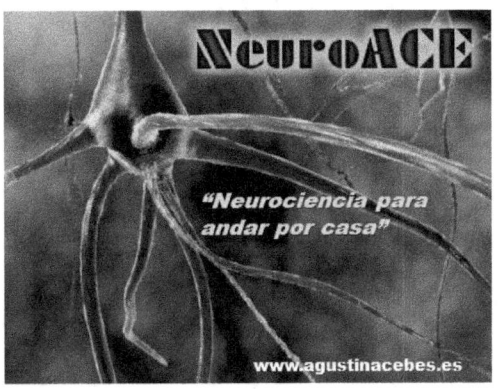

(Figura 2-2)

Muchos otros —algunos muy buenos y más mediáticos que yo— vienen ocupándose de este asunto desde hace años, con notable éxito de audiencia y de ventas. Ahí está el caso de D. Eduardo Punset, por ejemplo, que, desde el ministerio para las relaciones europeas, en la etapa del gobierno del presidente Adolfo Suarez, supo rentabilizar su carisma y el dominio de varias lenguas, para lanzarse en *"redes"* —en el doble sentido de la expresión—, al abismo de la información y la divulgación, creado un programa televisivo de notable éxito, referencia en la divulgación neurocientifica contemporánea. Sus libros llegaron pronto, consolidando el éxito televisivo.

La divulgación del conocimiento —en un lenguaje sencillo y con un toque de informalidad— ha tenido, también, mucho éxito en iniciativas como la serie de libros para *"dummies"*, una forma de divulgar dirigida a todas las edades y niveles, rigurosa, pero a la vez, entretenida y coloquial. Sencillez y rigor no tienen por qué estar enfrentados. En esa misma idea y coordenadas, quería situar este libro, sin pretender —conviene ser realistas— tan altos vuelos.

Pero, siendo ciertos los casos reseñados, venía yo detectando una cierta orfandad sobre el tema, en las *"redes sociales"*, esas novedosas y potentes "plataformas", ya casi imprescindibles, en las que "si *no estás, puede ser sinónimo de que no existes."*

¿Exagerado? Quizá, pero sin duda real, en estos tiempos.

"Twitter", nunca fue un santo de mi devoción, siempre me pareció un medio algo encorsetado, con sus 140 caracteres como límite. Tiene defensores a ultranza y practicantes acérrimos, que alegan, precisamente, esa brevedad, como el principal recurso para que el mensaje sea claro y conciso: *"Poca paja y mucho grano"*. No les falta razón a los *"twitteros"*, y es loable, pero yo no lo veía adecuado para ser la horma de mi proyecto. Surgió pronto *"Instagram"*, que viene a ser como lo del pajarito con sus trinos, pero con más fotos. No me sedujo. La imagen era un aporte necesario para *"neuro ACE"*, pero necesitaba espacio para el acompañamiento escrito. Lo descarte.

Me quedaba el *"libro de las caras"*, el *"Facebook"*. Un jovenzuelo, poco empático y algo acomplejado, llamado Mark Zuckemberg había diseñado una herramienta informática, en el campus de Harvard, para vengarse de las chicas con las que no tenía demasiado éxito. Esa peculiar *"intranet"*, le permitió criticar y cotillear desde el anonimato. Como un gran tablón de anuncios, de esos de corcho —de ahí tomaría el nombre coloquial de "muro"— donde poder pegar notas, cual dardos envenenados. El joven universitario había dado en la diana, y encontrado un cauce adecuado para canalizar su venganza, y con él, el mundo había encontrado un medio de comunicación tan popular, que en pocos años ha "enganchado" a casi un cuarto de la población mundial. El *"país"* —aunque sus habitantes seamos virtuales— más grande de la tierra. Unos moradores que establecen, entre ellos, millones de relaciones, y que han hecho del pulgar hacia arriba y del *"like"* (me gusta) un lenguaje común en los cinco continentes.

Definitivamente, *"Facebook"* iba a ser mi sitio. Una vez elegida esta "red social", me quedaban pendientes algunos flecos importantes. Siempre que aparece algo nuevo en la vida, la tendencia natural es ponerle un nombre. Lo hacen con nosotros mismos, recién abandonamos el canal del parto materno. Nos nominan y luego nos registran. Esa iba a ser la secuencia.

Para buscar un nombre no me estruje demasiado el seso. Reconozco que no fui original, aunque el resultado final me gusto. Si mi primer apellido es *"ACEBES"* y el asunto iba a ir de *"neurociencia"*, pues muy fácil: Un *"Acrónimo"*, uniendo ambas palabras, la mitad inicial de cada una de ellas. Como *"ACE NEURO"* no me sonaba bien, la deseche, y cambie el orden: *"NEURO ACE"*. Por cuestiones de formato y para poder diseñar mejor el logotipo, achique la primera parte, dejándola en minúsculas: *"neuro ACE"*. Así estaba bien. ¡Ya tenía marca!

Los trazos del boceto estaban dados, solo me quedaba pensar en el marco y en un buen logotipo que diera realce al producto. El *"logo"* es la imagen o el mensaje que rápidamente se asocia con la marca. Si yo menciono, por ejemplo, *"la chispa de la vida"* ¿en qué piensan ustedes? ¡Exacto!, en el burbujeante refresco de cola original de Atlanta (USA). Trabajar, un poco, con un sencillo programa de edición de textos me permitió encontrar el diseño de letras que resaltara la tipografía de *"neuro ACE"*. La imagen de un cerebro, configurado con varias manos entrelazadas, me sedujo nada más verla. Me pareció bella, además de recoger valores que me gustaban. *"unión, fuerza, solidaridad..."* Y así quedo la cosa (Fig. 2-3)

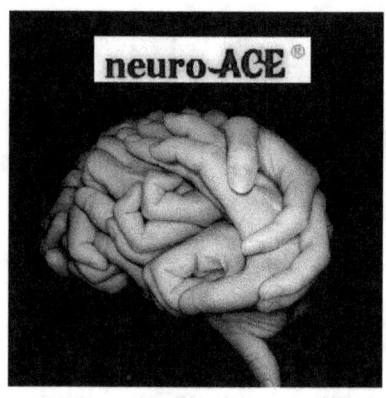

(Figura 2-3)

El banco de imágenes de estructuras nerviosas en internet es, prácticamente, infinito. La mayoría de ellas, muy bellas, por lo que elegir la foto de la portada para mi *"perfil"* o *"muro"* del *"Facebook"* fue fácil, con la ventaja de que podía rotarlas, periódicamente, pues dentro de la amplia oferta, había muchas que me gustaban. Elegida la primera, ya solo me quedaba rotular encima un mensaje que definiese el contenido, y se me ocurrió el siguiente: *"Opinión y divulgación en neurociencia"*, seguido de mi pagina web (www.agustinacebes.es). Casi, casi, estaba todo listo para volar por el ciberespacio.

Antes, y siguiendo los consejos de quien entiende de estas cosas más que yo, quise darle un *"respaldo administrativo"* a todo este asunto. Tenía que registrar mi marca, y lo hice. Rellene los formularios de solicitud ante la *"Oficina Española de Patentes y Marcas"*, y previo abono de las tasas pertinentes, en unos meses, me llego la respuesta afirmativa... *¡Ya tenía reconocida la propiedad intelectual y comercial de mi nuevo proyecto!* ¡neuro *ACE*, ya era una marca registrada! Podría ponerle ahí arriba, a la derecha, el circulito con la "R" incrustada, igual que lo hacen otras marcas, como la mismísima mencionada "Coca-Cola", por ejemplo. ¡Ahora sí que era ya una marca con todas las de la ley!

3. Divulgar en medicina.

Divulgar es un verbo transitivo que significa: *"Publicar, extender, poner al alcance del público algo."* (Diccionario RAL). Es pues, sinónimo de difundir un conocimiento entre la población, generar contenidos sobre un tema determinado, destinados a ser difundidos por cualquier medio de comunicación.

La medicina tiene una vertiente fundamental que es la *asistencial*. Aquella, que es la propia esencia de su existencia y tiene por objetivo atender a la persona enferma —paciente— para restituir su salud o, al menos, paliar sus síntomas. Pero también hay otras dos facetas muy importantes que la acompañan: *la docencia y la investigación*. La cultura de trasmitir conocimiento entre los profesionales sanitarios está muy arraigada y tiene múltiples instrumentos: universidad, academias, MIR, congresos...El desarrollo de la ciencia médica sería impensable sin el complemento de la investigación, ya sea básica; en los laboratorios, o bien; en los ensayos clínicos, que trasladan los avances de los modelos animales al hombre.

Otra vertiente médica que ha surgido y cogido, rápidamente, velocidad de crucero es la *divulgación*. Es difícil imaginar a los padres del oficio de médico, —Hipócrates, Galeno, Avicena…— haciendo labores divulgativas, más allá del ágora de la polis o el ámbito de sus discípulos. Hipócrates sigue teniendo el valor simbólico de ser referente en la profesión, con su *"juramento hipocrático"*: conjunto de normas, valores éticos y morales que se le presuponen a todo médico, y cuyo "juramento" da mucho juego para las ceremonias de graduación o similares. La realidad asistencial actual dista bastante —lamentablemente— de sus principios.

No sería hasta el siglo XV, con la llegada de la imprenta —Guttemberg. Alemania— cuando las cosas dieron un giro radical y, de una tradición oral en la difusión del conocimiento, se pasó al soporte escrito, con el libro como principal protagonista. Hasta bien avanzado el siglo XIX, (1872) no aparece la primera revista de divulgación científica con el nombre de *"Popular Science"*.

El autentico esplendor de la neurología tuvo lugar en Paris, en el Hospital de la Sampetriere, de la mano de Jean Martin Charcot —padre de la Neurología moderna—, siendo famosas sus lecciones públicas, exhibiciones casi teatrales, por el boato y la fama que alcanzaron, donde concurridos auditorios de médicos, llegados de todo el mundo, atendían expectantes a las vehementes lecciones del profesor, muchas de ellas con la presencia de pacientes (fig.3.1) Esos discípulos se extendieron por todo el mundo y llevaron el conocimiento neurológico a muchos países, incluido el nuestro.

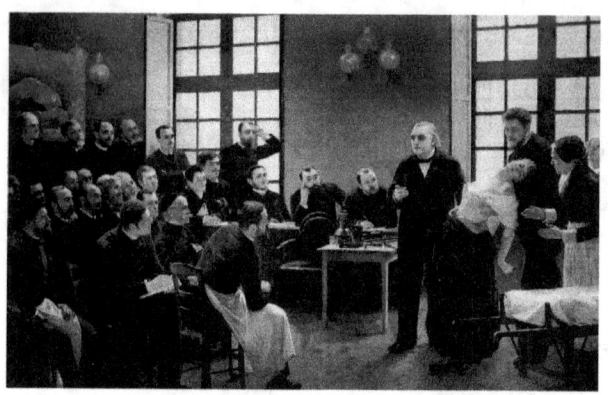

(Figura 3-1) Charcot. Lección en la Sampetriere. Paris

Ya en el siglo XX, a los libros les salió un fuerte competidor: "*las revistas médicas*". Se coleccionaban y después de encuadernarse se convertían en libros, con sus dorados cantos, relucientes, apilados o cuidadosamente ordenados en las estanterías de bibliotecas, donde muy dignos iban cubriéndose de polvo. Estas estanterías se han ido vaciando, y sus libros dormitan ahora en la oscuridad de los trasteros, solitarios y con más mugre encima, mientras los jóvenes médicos en activo, desenfundan el "*smartphone*" de su bolsillo, ante el mínimo atisbo de duda, cual si fueran rápidos pistoleros, todo esto les suena a batallitas de mayores, mientras teclean, raudos y veloces, cualquier dato nuevo en *"Google"*.

No solo la letra impresa fue un revulsivo para divulgar el conocimiento medico. Pronto aparecieron otros complementos, que facilitaron mucho el asunto. Y así, para acompañar las exposiciones en congresos o en charlas de diferente índole, llegaron los *"acetatos"* (*"transparencias"*. fig. 3-2), que se rotulaban primero y se proyectaban después en una pantalla. Las *"diapositivas"* (fig. 3-3) fueron toda una revolución porque unieron fotografía y exposición pública. Unas herramientas muy útiles, aunque a veces, poco amables, sobre todo para el ponente, cuando el carro donde se disponían, en riguroso orden, se atascaba, y comenzaban a saltar como cohetes, por los aires, experiencias que aún recuerdo en alguna de mis pesadillas, con autentico pavor. El *"casete"* y, sobre todo, el *"video"* llegaron para aportar algo muy valioso en la especialidad: registrar "movimientos anormales". Patologías, muy frecuentes, como el parkinson, por ejemplo, encontraron en el video un valioso aliado docente.

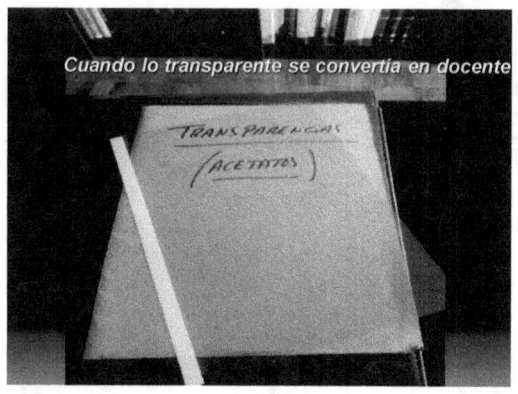

(Figura 3-2) Acetatos. "transparencias"

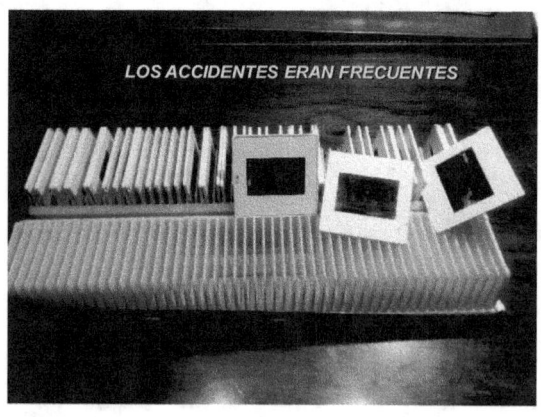

(Figura 3-3) Diapositivas

En la década de los 60 llegó el rey de reyes: *la televisión*. Ese invento, que, hasta la llegada de *Internet*, había cambiado el mundo. Cambio el ocio, las relaciones personales, la publicidad, la moda, absolutamente todo y, también, por supuesto, la divulgación médica. ¿Quién no recuerda programas como "*Más Vale prevenir*", de Ramón Sánchez Ocaña? *(fig. 3-4)*. Siempre tan didáctico y bien documentado, que todo el mundo pensaba que la medicina era su profesión y no el periodismo. Ejemplo del trabajo bien hecho de aquellos pioneros de la comunicación audiovisual. A propósito de la televisión, recuerdo que yo, también, tuve mi oportunidad televisiva en la década de los noventa, — "*los minutos de gloria que decía el pintor "pop", Andy Warhol*"— en un programa regional ("*telegijón*"), (fig. 3-5) donde me invitaron para hablar de "*la salud del sistema nervioso*", en rigurosísimo directo, y con preguntas de los espectadores. Un examen en toda regla, duro, y con las cámaras delante. Pero debió salir bien el asunto, porque a la semana siguiente me volvieron a invitar para una segunda parte, y repetí, encantado. Durante un tiempo, dude, si aquel no sería mi verdadero oficio.

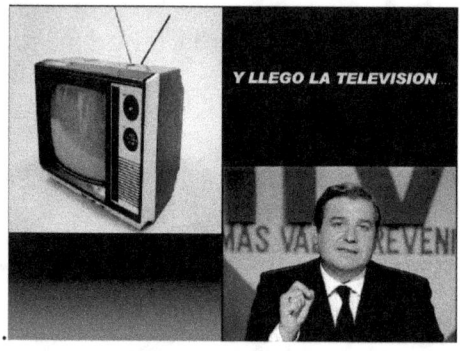

(Figura 3-4) Ramón Sánchez Ocaña

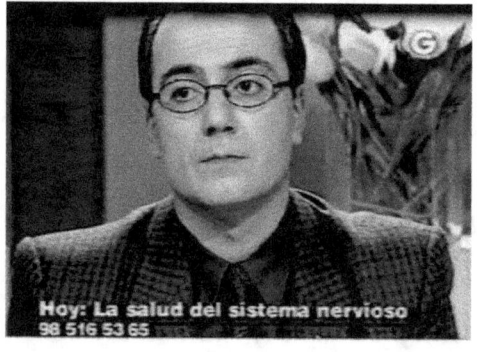

(Figura 3-5) Tele Gijón. Agustín Acebes

La digitalización ha supuesto una revolución de más calado y trascendencia —también en medicina— que la que en su día supuso la revolución industrial. Ha permitido almacenar cada vez más información, en cada vez menos espacio (*disquete, CD, "pendrive"* ...) en una frenética e imparable carrera para incrementar memoria (*megas*), disminuyendo el tamaño.

Aunque la verdadera eclosión llegó con la *"red de redes"*: *"Internet"*. Ese *"sexto sentido"* que nos ha salido a todos, que nos interconecta a los individuos, en ramificaciones infinitas, interactuando con el mundo y con las cosas. El *"Internet de las cosas"* comienza a implantarse de forma generalizada, casi infinita, y generando conocimiento (*"computación cognitiva"*). El escenario que se avecina, en todos los campos de la actividad humana, es prácticamente inimaginable.

Recuerdo, a este propósito, una anécdota personal muy divertida. Se había estropeado mi antigualla de ordenador —30 megas de disco duro, tenía el pobre— y acudí al reparador de mi confianza. Después de manipular el aparato un rato, darle vueltas para arriba y para abajo, se rindió y me comentó: — *"Voy a tener que buscar información en "Google".*

— *¿Qué es eso?, le pregunte yo.*

— *Es un "buscador"...y se quedo él tan pancho y yo tan perplejo.*

Por aquellos días había debutado en mi ciudad, un grupo musical formado por *"viejos rockeros"*, todos ellos médicos del hospital en el que trabajo. Se habían puesto de nombre *"The Googles"*. Salí de aquella tienda de informática confuso, sin atreverme a preguntar nada, por precaución. No alcanzaba a entender que tendrían que ver mis compañeros músicos, con el ordenador que se me había estropeado y que pretendía reparar.

La *"googlemania"* —más la del buscador, que la de mis compañeros roqueros— se expandió con rapidez y con fuerza. Todo el conocimiento estaba allí, en la empresa que unos jóvenes americanos, en la estela creadora del "Silicón Valley" californiano, habían inventando para su mayor gloria y enriquecimiento.

En mi oficio, todos empezamos a tirar las anotaciones que guardábamos en los abultados bolsillos de las batas. Era ya obsoleto guardar nada, pues todo estaba allí, en ese nuevo *"Google"*, que muy pronto se convirtió en uno de los más reputados y consultados médicos del mundo, fuese en su versión del *"Dr. Google"*, o en la de su rival y competidor, el **"*Webdoctor*"**. Ambos muy prestigiosos y fuente de referencia para casi toda la población.

La *"consulta y el auto-diagnóstico en la red"* se convirtieron, así, en un recurso hasta entonces inédito. Consultas abiertas las 24 horas del día, los 365 días del año. Pero — siempre hay un, pero—, se fueron llenando, como una plaga, de consejos ambiguos, opiniones inexactas, cuando no, de verdaderas barbaridades. Y, así, fue como devino un efecto colateral, al alza: la *"cibercondria"*. Como casi siempre, el ser humano volvía a tropezar con la misma piedra. Los avances técnicos, que le han ido ayudando a lo largo de la historia, también, se han convertido en una fuente de problemas y de sufrimiento. ¡Las paradojas del desarrollo!

Con la generalización de Internet se fueron prodigando los *"blogs"* y los *"chats"* médicos, como hongos en el otoño. En ellos se hace casi todo: opinión, consejo, prescripción… Se dispararon las *"páginas web"* de naturaleza dispar, algunas solo divulgativas, pero también otras con un apartado para la consulta *"on-line"*, lo que se dio en llamar *"medicina telemática"*. ¡*"O estabas en la red o estabas muerto"*! fue la célebre expresión que se acuñó, para resaltar el poderío omnímodo de Internet. Las revistas médicas empezaron a dejar de editarse en papel y pasaron a ser digitales, lo mismo hicieron los gruesos libros y tratados, que se volvieron electrónicos (*e-books*).

Se desarrollaron teléfonos fantásticos (*"smartphone"*), *"tabletas digitales"* y similares, surgieron *"aplicaciones informáticas"* (las famosas *"apps"*) de todos los gustos y colores, siendo el mundo de la salud uno de los más desarrollados. Las *"aplicaciones informáticas"* son informativas, pero es en la interactividad donde reside su éxito. El crecimiento es exponencial e imparable. Las hay de todo tipo: para la estimulación cognitiva, para el registro de enfermedades diversas (diabetes, hipertensión). las que prometen convertirse en *"diagnosticadoras"* de casi todo, con solo apretar un botón. Un verdadero *"medico encapsulado"*, para llevar metido en el bolsillo de la chaqueta, siempre dispuesto

Un hito, con naturaleza propia, fue el desarrollo del fenómeno *"wiki"*. Inmensas enciclopedias vivas, modificadas en tiempo real, nutridas de opiniones de expertos, o no tanto, que van acumulando información, casi infinita, y suelen financiarse de donativos, en aras de conservar su independencia. A la *"wikipedia"*—la denominada *"enciclopedia libre"*—, con versiones en múltiples idiomas, siguieron otros ejemplos, en diferentes campos. Existiendo, como no, *"wikineuros"* diversas.

La digitalización, la informática, las tecnologías de la información y la comunicación (TIC) siguen y siguen desarrollándose, con un futuro difícil de predecir, incluso para las imaginaciones más calenturientas.

Me gustaría terminar este capítulo con un recuerdo a Oliver Sacks, *(fig. 3-6)* de quien me gustaría ser una pequeña copia, tarea complicada, pues él ha sido uno de los grandes. Neurólogo, escritor (*"Despertares"*, el *"hombre que confundió a su mujer con un sombrero"* son sus obras más conocidas), divulgador con mayúsculas, y hablo en pasado, no porque se haya ido, sino porque él, voluntariamente, se ha despedido, al saberse portador de una enfermedad terminal, y lo ha hecho a su estilo, con humor, enfrentándose a la proximidad de la muerte con despego, distancia e ironía, como si estuviese describiendo la trama de una de sus novelas.

Suyas son estas líneas sacadas del artículo de su despedida: *"Cuando una persona muere, es imposible reemplazarla. Deja un agujero que no se puede llenar, porque el destino de cada ser humano —el destino genético y neural— es ser un individuo único, trazar su propio camino, vivir su propia vida, morir su propia muerte"*

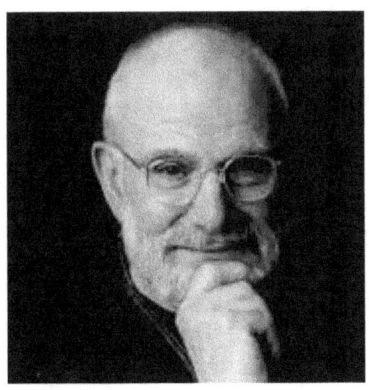

(Figura 3-6) Oliver Sacks

4. "El órgano del traje gris"

En 1955, Sloan Wilson escribió una novela titulada "El hombre del traje gris", que al año siguiente fue llevada al cine, en una película del mismo título, interpretada por Gregrory Peck, y donde un hombre acaudalado veía mermada su fortuna convirtiéndose en un ciudadano mediocre y "gris". Muchos años después, en 1988, el cantautor Joaquín Sabina, también, recurrió a la figura del "hombre gris" para poner titulo a uno de sus trabajos menos afortunados.

El gris es un color intermedio, entre la máxima luminosidad del blanco y la nula que tiene el negro, aunque sea con este color con el que solemos referirnos al lado poco agradable o malo de las cosas. Así, decimos que es gris la vida monótona, sin demasiados altibajos, o una persona es gris, cuando su carácter es triste y taciturno. La niebla que se apodera de los días soleados hasta eclipsarlos, también es gris, el mismo color de la ceniza en que se trasforma nuestro cuerpo incinerado.

Pero hay excepciones, lugares donde el color gris vira, de la penumbra, a la brillantez más radical. Donde esa cualidad cromática, siempre monótona y fría, pasa a designar algo valioso y noble. Tal cosa ocurre en la parte exterior de nuestro cerebro —la llamada "sustancia gris"—, así llamada, por la apariencia que muestra el órgano en su exterior, donde asientan la mayoría de sus neuronas. Forman aquí, un manto envolvente, que le recubre y se adapta perfectamente a él, como si fuese la más fina y exquisita de las telas, por lo que se le ha bautizado, con el cinematográfico nombre de *"El órgano del traje gris"*.

El cerebro es el ordenador más perfecto, jamás construido, con el que todos tenemos la gran fortuna de venir ya dotados de fabrica. Nacemos con un ejemplar gratuito, encima de nuestros hombros y entre ambas orejas, cuidadosamente protegido por una dura coraza protectora: el cráneo. Gratuito y para toda la vida, pues tan maravilloso regalo de la naturaleza —por lo menos de momento, aunque nunca se sabe—, no tiene todavía recambio.

Hace ya muchos años que vi un ejemplar, al natural, por vez primera. Era yo un joven de pelo largo —puedo testificar gráficamente, a quien lo dudé, de que algún día tuve pelo—, al más puro estilo "beatle", cuando tuve la primera oportunidad de tener un cerebro entre mis manos. Eran unas prácticas de la asignatura de anatomía, en la facultad, y aquella experiencia me dejo marcado. Tanto, que, si ahora soy neurólogo, creo que fue por aquella ocasión —todas las primeras veces dejan huella— en que inspeccione, palpe y corte mi primer *"órgano del traje gris"*. Hay dos detalles que resaltan en mi memoria de aquella primera experiencia. El intenso olor a formol que despedía aquel recipiente donde reposaba, y la sensación de grima que me provoco aquel enorme cuchillo —como los que se utilizan para cortar jamón—, con el que fui cortando en lonchas aquel cerebro, cuidadosamente ordenadas por su tamaño, encima de una mesa metálica. Con el tiempo, corté muchos más, tanto en la facultad de medicina como en el periodo de formación especializada (MIR), donde las "sesiones de corte de cerebro" (Fig. 4-1) tenían muchísimo éxito. ¡Pero, nunca fue ya, como aquella primera vez!

A medida que fueron apareciendo las nuevas tecnologías de diagnóstico por la imagen (TAC, RNM), que permitieron que los cortes cerebrales fuesen virtuales y no reales, aquellas sesiones fueron perdiendo popularidad y hoy los médicos residentes acaban su formación, sin haber cortado nunca un cerebro.

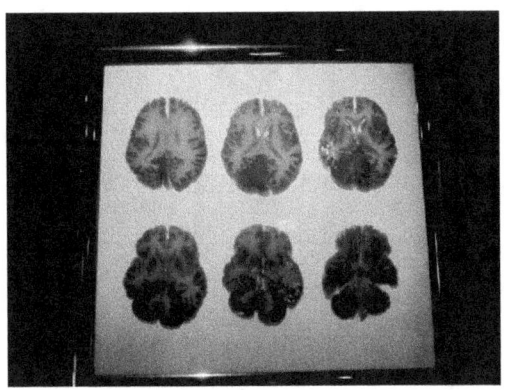

(*Figura 4-1*) *Cortes de cerebro*

El órgano más importante de nuestro cuerpo pesa poco más de un kilogramo. Su tamaño nos permite abarcarlo con una sola mano, y su consistencia es plástica o gomosa, después de pasar un tiempo en líquido conservante, pues al natural, es mucho más blando. ¡Se parece mucho a una gran "chuche", de esas que les encantan a los niños! ¡Como una enorme "gomínola"! Hay un dato que indica que en "este sitio" se tienen que hacer cosas muy importantes, pues representando solo un 2% de nuestro peso, sin embargo, consume mucha energía —el 20% de todo el organismo— fundamentalmente, en forma de glucosa y oxigeno.

Pero con todo lo apasionante que resulta el cerebro, sigue siendo un gran desconocido. Tanto, que ha motivado iniciativas recientes para conocerle mejor. Así, en el año 2013 nació el "proyecto BRAIN", avalado por la administración americana, con gran empeño personal del mismo presidente Obama. Se pretende —siguiendo el ejemplo del "proyecto del genoma humano"—, dibujar un "mapa del cerebro" lo más detallado posible, conocerle más y mejor, implicando en la tarea a empresas de la envergadura de "Google" y "Facebook". Difícilmente podremos aliviar o curar enfermedades tan demoledoras como el párkinson o el alzhéimer, si desconocemos las claves básicas del funcionamiento del órgano donde se desarrollan.

La neurona es la unidad morfológica y funcional más básica del cerebro. En una cifra de unos 100.000 millones —neurona arriba o abajo— constituyen el complejísimo entramado del principal órgano del sistema nervioso. A nivel individual se la conoce bastante bien, en parte por los trabajos del aragonés Santiago Ramón y Cajal que le valieron el premio Nobel de Medicina. *(Fig. 4-2)*. Los múltiples y complejos circuitos que configuran estas neuronas y sus complejas interacciones ya son más desconocidos.

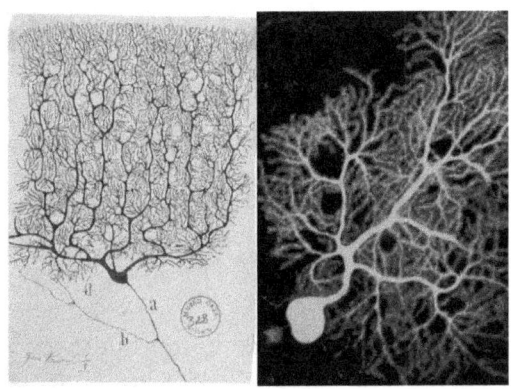

(Figura 4-2) Neuronas. Cajal

Poder utilizar modelos de animales diminutos —el pez cebra, por ejemplo—, con cerebros dotados de pocas neuronas, ha sido una herramienta muy útil para el estudio del funcionamiento cerebral en su conjunto. Solo así, progresando en el estudio de cerebros de animales, cada vez más grandes y complejos, podremos abordar el reto de conocer, en profundidad, el nuestro.

Si enumerásemos datos de nuestro cerebro, llenaríamos centenares de hojas para describir su complejidad y, cada referencia, empequeñecería a la anterior. Citaré solo, un par de ellos, en aras de la brevedad, dejando para los más meticulosos y concienzudos de los lectores, el acceso a ampliar información, disponible en cualquier enciclopedia o libro de ciencia al uso.

 Un solo milímetro cúbico de cerebro humano contiene cien mil neuronas y cada una de ellas puede establecer hasta diez mil conexiones con las neuronas vecinas, en una poblada galaxia. ¿Impresionante? ¡Sin duda! Pues, ahora, si multiplicamos por los milímetros del volumen total del órgano, el dato es apabullante, tanto que la cifra se saldrá del visor de la calculadora. Un entramado espectacular de cableado infinito y de conexiones incontables, que todos llevamos ahí arriba, sobre nuestros hombros. Conviene, también, reseñar que el "manto cortical" —nuestro "traje gris"— que envuelve nuestro cerebro adopta una particular y no fortuita disposición, en un hábil intento de economizar espacio, adoptando un particular plegado, con recovecos y fisuras, elevaciones y valles de rico tejido neural. Esos pliegues son las llamadas "circunvoluciones cerebrales", delimitadas por los surcos de la corteza, dispuestas en las dos mitades en que se divide ("hemisferios cerebrales") y formando parte de regiones ("lóbulos") que reciben igual nombre que el hueso craneal que las protege: frontal, parietal, temporal y occipital. *(Fig. 4-3)*

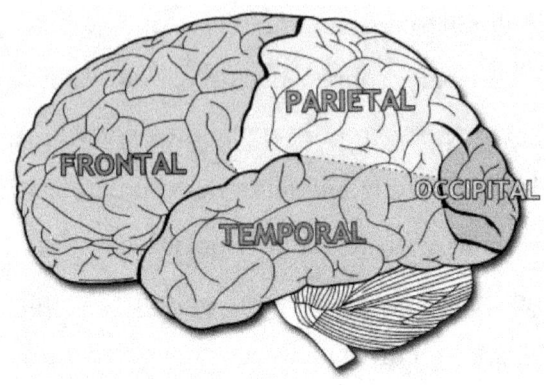

(Figura 4- 3) Lóbulos cerebrales

Acostumbro a decirles a mis pacientes —aunque este lenguaje metafórico ya casi no es necesario con la llegada de los modernos estudios de neuroimagen—, que hay un fruto en la naturaleza que es un símil casi perfecto de la forma externa del cerebro: la nuez. *(Fig. 4-4)* Prueben sino, a abrir una con cuidado, separen ambas partes de la cáscara, retiren la superior de la otra—si es que han tenido habilidad, porque no se crean que es tan fácil— y tendrán un plagio, casi perfecto, de la apariencia del órgano intracraneal. ¿O no están de acuerdo?

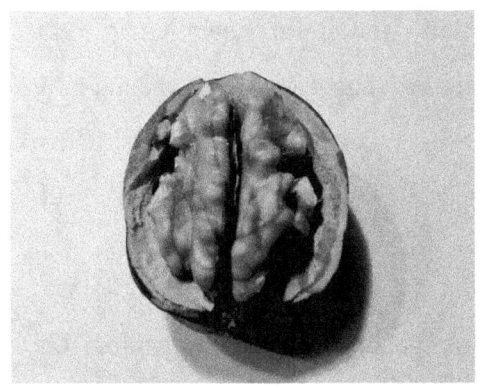

(Figura 4-4) Nuez

El cerebro es un gran y complejo ordenador biológico. Controla y dirige al resto de nuestro organismo, como un minucioso director de orquesta, a través de las ramificaciones nerviosas, que llegan a todas las partes del cuerpo, o bien por la secreción de sustancias proteicas que coordinan el funcionamiento de otras vísceras (hormonas). Nos permite relacionarnos y comunicarnos con el mundo exterior, recogiendo y procesando la información que le llega por los cinco órganos de los sentidos. Si tomamos la vista, por ejemplo, el ojo solo es la cámara que recoge la imagen, y la trasmite por las fibras del nervio óptico hacia el lóbulo occipital, que es donde realmente se analiza, registra y almacena la información visual. ¡Ve el cerebro, no el ojo! Otro tanto podemos decir del olfato, el oído, el gusto y el tacto.

El lenguaje, que nos permite la comunicación de forma verbal o escrita, la memoria que registra nuestras experiencias para convertirlas en recuerdos, son, solo dos, de las muchas funciones cognitivas que realiza este órgano, pero también las emociones, los sentimientos, el juicio crítico, la capacidad de abstracción —la inteligencia, en definitiva—, la empatía y otras experiencias del psiquismo humano tienen asiento aquí.

En este punto, me gustaría recordar una anécdota, al respecto de esta variedad de funciones que asientan en nuestro cerebro: Hace unos años —cada vez ocurre menos— era frecuente confundir la Neurología con la Psiquiatría. La gente llamaba medico "de los nervios" al que se ocupaba de los "males de la cabeza", sin diferenciar entre las enfermedades mentales y las orgánicas. Esta confusión venía avalada porque la propia designación de la especialidad era global: "Neuropsiquiatría" y porque el cerebro es el sustrato común tanto de las enfermedades mentales —esquizofrenia, por ejemplo— como de las neurológicas —párkinson, por ejemplo—. Pues bien, tenía yo un compañero, que para explicar la diferencia entre los ámbitos de ambas especialidades —psiquiatría y neurología— recurría a esta argumentación: "Mire, *nosotros; los neurólogos, somos los especialistas de los nervios, pero de los nervios que se pueden tocar y palpar, y los psiquiatras; también son especialistas de los nervios, pero ellos se dedican a los nervios que no se pueden palpar*". De esta forma, tan metafórica y particular, trataba, mi compañero, de poner el acento en la diferencia entre la "psique" —que no se puede palpar— y el "soma" —que sí se puede— ¡Cosas de jóvenes residentes! Pero, que son, conceptualmente, muy útiles.

Es habitual la figura literaria de recurrir al corazón como lugar donde asienta la afectividad, aunque carece de rigor científico, pues es en el cerebro, y no en el corazón, donde se activan los circuitos neuronales y se segregan las hormonas responsables de este sentimiento. El corazón —como apuntaba sabiamente un compañero MIR, y que me perdonen los cardiólogos— no es otra cosa que un "músculo impelente y expelente" de sangre, formado por unas cavidades y un sistema de cables que lo controlan, sin lugar para el amor. Los enamorados deberían tatuar la figura de un cerebro, y no de un corazón, cuando quieran dejar huella de sus sentimientos. ¡Actuarían con más rigor científico!

¿Cómo funciona nuestro cerebro? El proyecto americano "BRAIN", y su réplica europea, tratan de dar respuesta a esta pregunta, ya que nuestra ignorancia es aún muy grande. Sabemos, que la "unidad funcional" es la neurona, que se activa por procesos electroquímicos y trasmite ese impulso a todas con las que se conecta, a través de múltiples conexiones llamadas sinapsis. *(Fig. 4-5)*

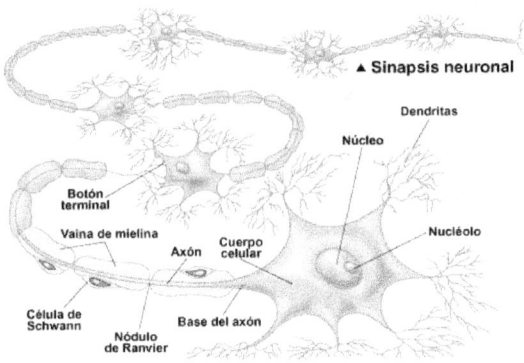

(Figura 4-5) Sinapsis neuronal

En esa comunicación entre neuronas intervienen sustancias químicas llamadas "neurotransmisores", mensajeros que activan la respuesta de la red neuronal. *(Fig. 4-6)* Todo lo que pensamos, hacemos o sentimos es manifestación de circuitos cerebrales, formados por células de diferente tipo, engarzadas de forma concreta y dinámica en el tiempo. El cerebro no es algo estático, está cambiando en todo momento, incluso durante el sueño.

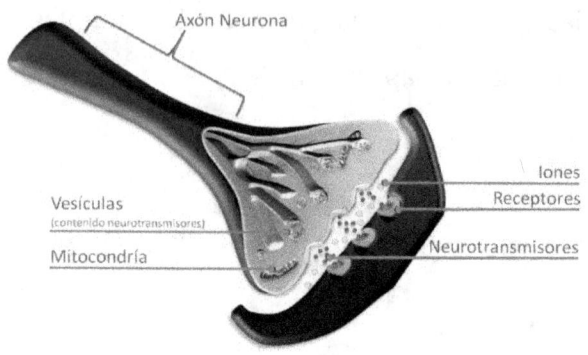

(Figura 4-6) Hendidura sináptica

Un mito que hay que desterrar, y que ha rentabilizado, recientemente, una película de la actriz Scarlette Johanenson , es que solo utilizamos el 10% de nuestro cerebro. ¡No es cierto! Esta falsedad, puede ser cinematográfica, pero no es real, y ha avivado estrategias comerciales de productos diversos, tratando de estimular ese otro 90% restante, "adormecido", y supuestamente infrautilizado. Pero el cerebro funciona, siempre, en su totalidad, globalmente, interactuando todas sus partes en un conjunto.

Hay otra realidad que ha cambiado, radicalmente, en los últimos veinte años. Cuando yo estudiaba medicina se nos trasmitía el concepto de que el cerebro era un órgano sin capacidad para regenerarse. Que el hombre nacía con un "patrimonio neuronal determinado", lo desarrollaba y potenciaba a lo largo de su niñez y juventud, pero al llegar a la madurez, empezaba el declive y no existía ninguna posibilidad de reponerlo, de hacer crecer nuevas neuronas. Todo eran pérdidas. ¡Un patrimonio neuronal en constante erosión! ¡No era cierto!

Hace más de cien años, Santiago Ramón y Cajal *(Fig. 4-7)* escribía: *"cualquiera puede ser, si se lo propone, escultor de su propio cerebro"*, afirmación con tintes proféticos para su época, en la que se desconocía casi todo, apelando a la plasticidad del cerebro humano y la posibilidad de "esculpirlo" a base de aprendizaje, experiencias y entrenamiento.

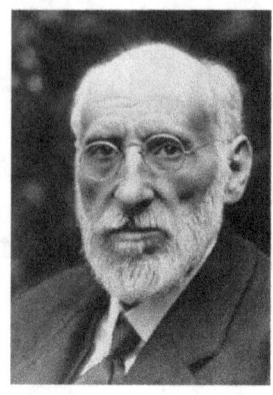
(Figura 4-7) Santiago Ramón y Cajal

A lo largo de los últimos años han aparecido dos conceptos —ciertamente revolucionarios— en neurociencia: La "neuroplasticidad" y la "neurogenesis". ¿Qué es esto? Pues que el cerebro dispone de la capacidad de poder compensar sus funciones perdidas o lesionadas, y esa capacidad de adaptación (plasticidad), estaría fundamentada en el poder de compensación o suplencia que proporcionan otras regiones indemnes y, también, en la potencialidad para generar nuevas neuronas (neurogenesis), fenómeno este, que es más notable en determinadas regiones, como el hipocampo, ubicado en el interior de los lóbulos temporales y de protagonismo, fundamental, en la memoria.

Pero una cosa es haber descubierto que algunas zonas cerebrales producen neuronas nuevas, en la edad adulta y, otra muy distinta, saber qué función tienen, si todas las personas producen el mismo número y, sobre todo, qué papel tienen en una posible regeneración de este órgano. Los conocimientos actuales —como la mayoría de los que tienen lugar en la ciencia— provienen de estudios realizados en animales de laboratorio, entre otras razones, por la dificultad práctica e incluso ética, que conlleva la biopsia del cerebro de personas vivas y sanas. La posibilidad de potenciar el crecimiento de nuevas neuronas abre un campo muy esperanzador en enfermedades neurodegenerativas, tan duras y huérfanas de tratamiento, como el párkinson o el alzhéimer.

Conocemos que el cerebro es el órgano que soporta nuestro psiquismo y configura nuestra mente, y que cuando enferma o sufre lesiones, no solo aparecen deficiencias neurológicas sino, también, alteraciones en la conducta y en el comportamiento. Lo que se descubrió, no hace mucho tiempo, es que hay influencia entre el medio externo y el cerebro, de tal forma, que hay actividades mentales que pueden modificar la función e incluso la forma de nuestro cerebro. Recordemos aquella afirmación de Cajal, de *"ser escultores de nuestro propio cerebro"*. La OMS define la neuroplasticidad como *"La capacidad adaptativa del cerebro para regenerarse anatómica y funcionalmente, después de estar sujeto a influencias patológicas ambientales o del desarrollo "*. (Fig. 4-8)

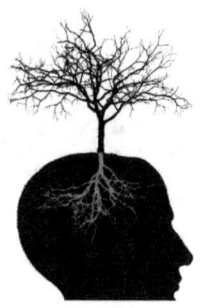

(Figura 4-8)

En estos conocimientos se sustentan las técnicas de la neuro-rehabilitacion precoz e intensiva, que se proponen después de experimentar un "daño cerebral adquirido" (accidentes vasculo-cerebrales, traumatismo craneoencefálico, etcétera) o las técnicas de estimulación precoz de los niños prematuros, en un intento de aminorar la posibilidad de secuelas cognitivas, motoras o sensoriales.

Hay bastantes ejemplos que recogen la influencia de los factores externos sobre el cerebro. Citaré, solamente, tres:

En el año 2000 investigadores de la universidad de Londres encontraron que los taxistas de esa ciudad, tenían una parte de su cerebro —el hipocampo, región implicada en la memoria espacial— particularmente desarrollada. Eran tiempos en que aun no se habían desarrollado los navegadores por GPS y los conductores de taxi, de esa gran urbe inglesa, tenían almacenado en su memoria el complejo callejero de la ciudad.

En el año 2002, científicos alemanes describieron un mayor desarrollo de la circunvolución de Heschl, en los músicos profesionales, un área de la corteza cerebral importante para procesar la música.

Semejantes hallazgos fueron descritos en el 2004 en el Instituto de Neurología de Londres, en la circunvolución angular izquierda en las personas bilingües.

Para alguien como yo, aficionado al "running" —denominación moderna de la práctica de la carrera— son bien conocidos los beneficios de correr, tanto en la salud corporal como en la mental. La secreción de endorfinas, dopamina, serotonina, etcétera, hacen del "running" un potente aliado para el bienestar global de la persona. El corredor consigue, también, una lucidez mental especial, que le ayuda a una mejor ideación, imaginación, capacidad creativa y a desconectar de la problemática cotidiana. En este trotar del corredor de fondo, van surgiendo ideas, pensamientos e historias, con una fluidez insólita, tanto, que yo reuní una serie de relatos que nacieron en mi practica como "runner" y dieron lugar a mi "opera prima" literaria, con el título de "Neurorunning", relatos, a la carrera (ediciones Tagus / casa del libro y amazon.es) en Agosto del 2014.

Interesado por este tema revisé la literatura científica al respecto, y encontré bastante evidencia científica del beneficio sobre el cerebro de la actividad de correr. Probablemente, ocurra lo mismo con otras prácticas deportivas, aunque en el laboratorio los estudios están hechos con ratones que corren en un artilugio diseñado simulando una rueda. Iguales resultados son esperables en ratones nadadores o que monten en bicicleta, aunque estas habilidades sean más complicadas de preparar en una jaula.

De esta manera, analizando dos grupos de ratones, unos a los que se sometía a actividad física, girando en una rueda dentro de sus jaulas, y otros que se mantenían sedentarios, se observó, cuando se analizaron en el microscopio los cortes cerebrales de los ratones atletas, que tenían más densidad celular en su hipocampo, al compararla con la que presentaban sus compañeros mas vagos. En ellos se había producido el desarrollo de nuevas células nerviosas (*"neurogenesis"*), no encontradas en los ratones menos deportivos, además de una mayor secreción de factores de crecimiento nervioso. *(Fig. 4-9)*

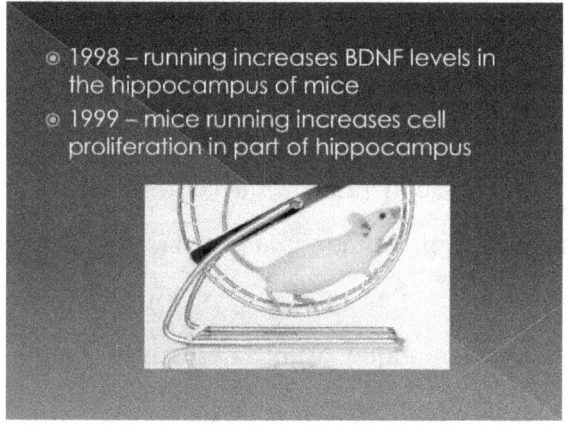

(Figura 4-9) Ratón de laboratorio

Conclusión: corran ustedes si quieren estar más esbeltos, con su colesterol mejor controlado y sus arterias más limpias, los músculos más potentes, pero también con la cabeza más despejada, el ánimo más alto y el cerebro más poblado de neuronas. *"Correr ya no parece asunto de cobardes, sino de personas más inteligentes"* ¡Eso, al menos, es lo que apunta la evidencia científica!

La meditación es otra practica que parece favorecer el "crecimiento cerebral", entendiendo por tal, la mayor actividad que presentan determinadas áreas cerebrales cuando se realiza esta práctica. El "mindfulness" es una técnica de entrenamiento mental muy extendida en occidente, fundamentada en la amplia tradición contemplativa budista, y "occidentalizada" principalmente por Jon Kabat y su grupo, que desde Massachusetts (USA) han extendido su práctica por todo el mundo. *(Fig. 4-10)*

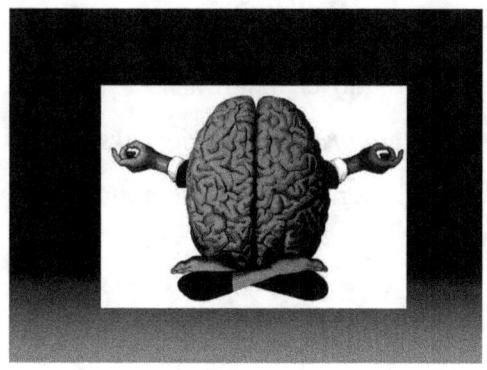

(Figura 4-10) Cerebro meditando

El "mindfulness" rehúye cualquier connotación religiosa o espiritual y ha tratado de seguir el método científico para asentarse como disciplina. Su fundamento es estimular la "conciencia plena, en el aquí y el ahora", con la práctica de control de la respiración, como herramienta fundamental, para calmar la mente del "ruido" que la atosiga y de los pensamientos que tienden a desequilibrarla.

Utilizando técnicas de neuroimagen —"resonancia magnética funcional"—, que analizan la forma cerebral y, también, su función, se han realizado estudios comparativos entre grupos de practicantes de "mindfullness" y otros que no lo hacían. En los primeros se observó mayor actividad de la región prefrontal izquierda y un menor tamaño de la amígdala cerebral, regiones relacionadas con la atención y el miedo, respectivamente.

En esta misma línea —la influencia de la meditación sobre los centros nerviosos superiores—, fueron muy difundidos los estudios llevados a cabo con Mattieu Ricard, bioquímico francés, que abandono su actividad investigadora y se recluyó en el Himalaya, para la práctica contemplativa budista durante 40 años. Hace unos años colaboró con neurocientificos americanos, que llevaron a cabo registros de su actividad cerebral por medio de electroencefalografía y también por medio de resonancia magnética funcional, mientras él realizaba prácticas meditativas. *(Fig.4-11)* Ambas técnicas, recogieron la capacidad que tenia la meditación para influir sobre la actividad cerebral del científico.

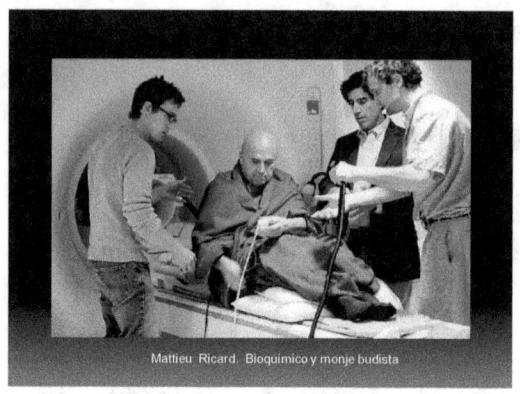

(Fig. 4-11) Mattieu Ricard. Bioquímico y monje budista

5. ¿Y cómo miramos ahí dentro?

La naturaleza es sabia y comprendió que el cerebro es un órgano muy importante, tanto, que había que darle buen cobijo, protegerle bien, y le coloco en el interior de una armadura dura y resistente como pocas: el cráneo. Pasada la infancia, donde aún perduran algunos puntos débiles (fontanelas), se cierran, sólidamente, las suturas entre los huesos craneales, y queda, fuertemente, cerrada la coraza, la caja de seguridad. Esa protección, muy útil para las agresiones externas, como, por ejemplo, los traumatismos, deviene en ser un inconveniente, cuando necesitamos acceder a su interior, para observar y analizar.

El cuerpo humano tiene comunicación con el exterior a través de orificios, que cumplen una función excretora, en su mayoría, pero que también permiten el camino inverso, con la introducción de instrumentos médicos diagnósticos a su través:

gastroscopia, colonoscopia, cistoscopia, bronscoscopia...son algunos ejemplos, donde una sonda provista de lentes, atraviesa, guiada por las manos hábiles del médico, los diferentes recovecos corporales, visualizándolos y, de paso, tomando muestra de los tejidos para su análisis.

Nada de eso puede hacerse en la cabeza. No hay orificio alguno por donde podamos penetrar en su interior para mirar. El hueso del cráneo, además, es sólido y duro, por lo que no trasmite el sonido y con ello inválida otra herramienta diagnostica estrella: la" ecografía", que está vedada en este campo de la medicina, con la excepción del análisis del flujo sanguíneo de los vasos sanguíneos intracraneales (*ecodoppler*) .

Los restos óseos humanos encontrados de las diferentes épocas históricas han mostrado trepanaciones en los cráneos. Probablemente, esos trépanos tenían más significado terapéutico —con la intención de drenar o eliminar algún mal— que diagnostico, pues tuvieron que pasar muchos siglos, hasta que pudiéramos disponer de alguna herramienta diagnostica, con la que poder mirar en el interior de la cabeza.

En 1895, Roetgen, un físico alemán, por esos azares del destino de los que está llena la historia de la medicina y del progreso científico, realizó la primera radiografía de la historia. Fue la mano de su esposa la que quedo registrada en una placa, mientras su marido "jugueteaba" con una lámpara de radiaciones, utilizándola a ella como conejillo de indias (Fig. 5-1). Por cierto, que a esas radiaciones que tienen la propiedad de atravesar los cuerpos y dejar imágenes del cuerpo, fotografiadas, Roetgen, las llamó "rayos X", porque esa "X" recogía la ignorancia de su naturaleza. ¡Tal y como se lo cuento! Con ese experimento, casi artesanal, nació la radiología, una especialidad médica imprescindible, desde entonces, para el diagnostico en cualquier especialidad médica.

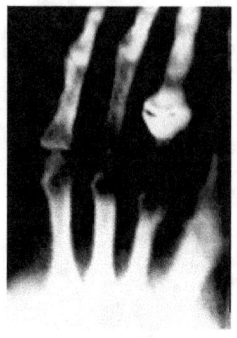

Primera radiografía hecha por Roentgen a su esposa. Noviembre de 1895

(Figura 5-1) Primera radiografía

Avanzado el siglo XX, con el progreso de la informática, la imagen paso a ser digital y en 1972 el británico Housfield presentó en Londres el primer "tomógrafo computarizado" (TAC) (Fig. 5-2), que años después le valió el premio Nobel, por la trascendencia de su invento para la medicina moderna y, especialmente, para poder "ver el cerebro desde fuera". ¡Todo un hito histórico en medicina!

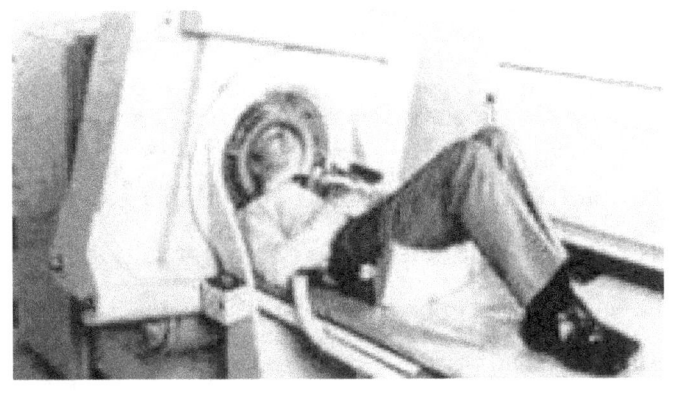

(Figura 5-2) TAC CRANEAL. Primer modelo

Hasta la llegada de la TAC, la neurología se había valido de métodos diagnósticos muy precarios y cruentos, como la *"neumoencefalografía"*—introducción de aire en las meninges—, la *"ventriculografía"* —introducción de contraste en los ventrículos cerebrales, cavidades que hay en su interior—, la *"angiografía"*, con pinchazo directo en la arteria carótida del cuello para meter contraste y poder radiografiar el complejo árbol vascular intracraneal. ¡Pura artesanía!

De estos tiempos ya puedo hablar en primera persona. ¡Mi formación especializada, como MIR de Neurología, la realicé en el viejo Hospital General de Asturias, en Oviedo —ahora solo un edificio vacío y muerto, mudado de sitio y de nombre, por el HUCA—, en los años 80 del pasado siglo. ¡Qué fuerte suena, Dios mío! Allí, conocí el recién inaugurado TAC, único en toda Asturias. Reposaba en su sala como un venerado rey en su trono, y hasta se organizaban visitas escolares en la provincia, para conocer tal maravilla. Por entonces, los residentes comenzamos una buena costumbre: hacíamos diapositivas de los casos más relevantes que veíamos, para tener nuestro "banco de imágenes" de imágenes propio. Una preciada colección que nos ayudaba en nuestra formación. Conservo, con cariño, montones de aquellos pequeños tesoros, con su forma de rectángulo blanco, su marco y el trozo de plástico en el interior. (Fig. 5-3)

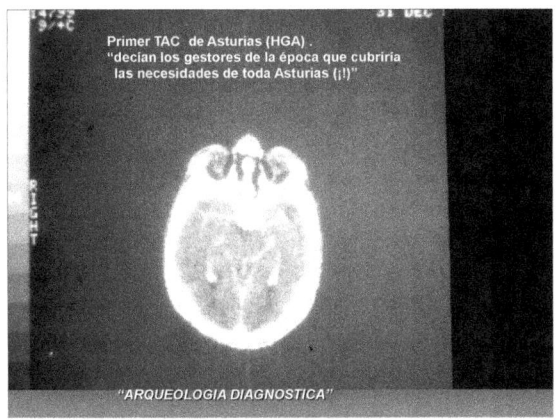

(Figura. 5-3) TAC CRANEAL.años 80. Siglo XX

Esta novedosa técnica del TAC llegó para quedarse y revolucionar el diagnostico médico. Se introducía al paciente en un "tubo", y sin mediar procedimientos dolorosos o complicaciones, en pocos minutos, disponíamos de su cabeza expuesta en finos cortes, como rodajas, en una pantalla que cambiábamos y ampliábamos a nuestro antojo, con solo mover una ruedecilla en un panel de luces de colores. ¡Tal parecía mágico!

Otra cosa era la interpretación de aquellas imágenes. Pasados los años, y con la mejoría espectacular en la capacidad de resolución y calidad, he de confesar que en aquellos primeros estudios "imaginábamos más que diagnosticábamos".

El TAC se ha convertido en un instrumento rutinario, tanto, que ha hecho que aparezca "el lado oscuro de las técnicas": la excesiva radiación a la que se ven sometidos los pacientes, que puede tener efectos nocivos para su salud. Las causas y responsabilidades de este exceso, son diversas: Una mayor confianza en el estudio que en el propio acto médico, en una sociedad consumista que sobre valora la técnica, y un ejercicio profesional que peca de defensivo y complaciente. Desde las sociedades científicas se ha dado la alarma sobre esta excesiva radiación a la que se ve sometida la población, máxime en los jóvenes, que tienen una larga vida por delante y un potencial de acumulo radiactivo mayor.

Pero con la llegada del TAC solo estábamos en los prolegómenos de toda una revolución, pues en pocos años, llegó al diagnostico médico otro invitado de postín: La *"resonancia nuclear magnética"* (RNM). Fue en 1971, cuando el doctor Raymond Damadian demostró que esa técnica podía ser usada para detectar enfermedades, porque los distintos tejidos emiten señales que varían en su respuesta a un campo magnético. Pero no sería hasta varios años después, cuando Mansfield, en la universidad de Notthingham, Inglaterra, perfeccionó la técnica para poder aplicarla con mayor definición y en menor tiempo. Igual que había ocurrido con el TAC, también para él llegó el premio Nóbel en el año 2003.

Yo vi, por vez primera, un estudio hecho con RNM, siendo ya especialista en neurología, a finales de los años ochenta del siglo pasado. ¡Quedé anonadado! ¡La técnica mostraba unas imágenes que remedaban las láminas de los libros de anatomía que había estudiado en la facultad! Aquí, ya no había pie a la imaginación, esto era realismo en estado puro. Con la ventaja, añadida, de que nos permitía visualizar regiones anatómicas, como la medula espinal, hasta entonces poco accesible. En los últimos años, la capacidad de resolución de los equipos ha ido aumentando progresivamente (teslas), con la ventaja añadida de que las imágenes "vuelan" desde las salas de radiodiagnóstico hasta las pantallas de ordenador — en un nuevo escenario asistencial de "hospitales sin papeles y sin radiografías"—, donde pueden ser escudriñadas en todos los planos del espacio, con el detalle que se precise , y la ventaja añadida de su almacenamiento en soporte digital. (Figura 5-4)

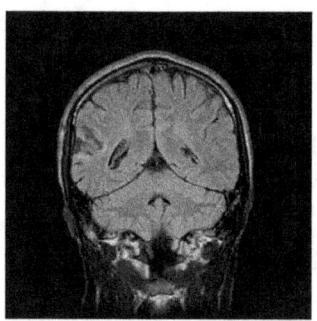

(Figura. 5-4) Resonancia Magnética. Corte coronal craneal

Un paso más se dio cuando se pudo estudiar, no solo la forma del cerebro, con toda su riqueza de detalles, sino también su función. Esto se ha conseguido con la "*Resonancia magnética funcional*" (RMf), basada en el principio de que cuando una determinada región del cerebro entra en funcionamiento se incrementa su metabolismo local, y por lo tanto la perfusión sanguínea necesaria para ese mayor requerimiento. Esos cambios hemodinámicos cerebrales, que acompañan a la activación neuronal, son registrados por esta nueva técnica de neuroimagen. Muy útil cuando es importante delimitar áreas funciónales concretas, como en el caso de la cirugía de la epilepsia, o ajustar bien los limites de una extirpación tumoral, por ejemplo. (Fig.5-5)

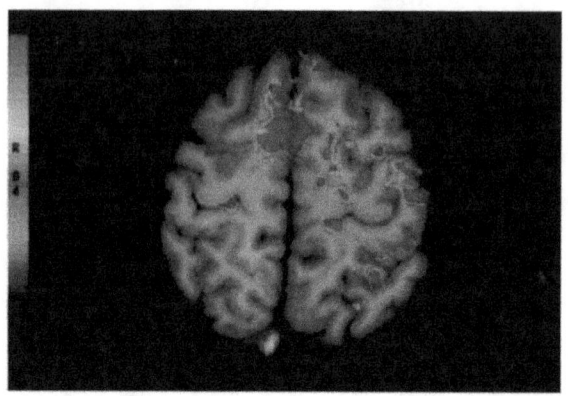

(Figura 5-5) Resonancia Magnética funcional

Pero la capacidad diagnostica de la resonancia magnética no ha parado de crecer, y han aparecido nuevas técnicas (*"imagen ponderada en difusión"*) que permiten el estudio tridimensional de los tractos nerviosos que comunican las diferentes regiones del cerebro *("tractografía")*, aportando imágenes impactantes, no ya solo por su capacidad diagnostica, sino por su enorme belleza: "¡La neurociencia hecha arte!". (Fig. 5-6)

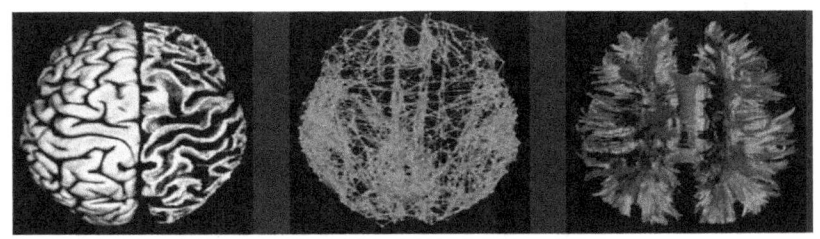

(Figura 5-6) a.cerebro normal y atrofia cerebral. b."Sinaptograma" c. "Tractografia".

6. La enfermedad más mediática

En 1901 se encontraron dos personas que iban a trascender en la historia de la medicina, hasta alcanzar un impacto mediático, nunca antes visto con ninguna otra enfermedad. Uno de ellos, Alois Alzheimer; psiquiatra y neurólogo alemán, la otra; Auguste Deter, paciente que acudió al hospital donde trabajaba Alois, llevada por su esposo, alarmado por el marcado deterioro de sus facultades mentales y por sus celos desmesurados. (Fig. 6-1) La señora Deter, fue interrogada, valorada y seguida durante los siguientes años, hasta su fallecimiento en 1906, en el que Alois analizó su cerebro meticulosamente, publicando el caso en una revista de la época, en un breve articulo. Esta primera descripción (luego estudiaría más casos), le valió al médico alemán, que la historia le vinculara para siempre, a ese trastorno que *"cursaba con alteración del intelecto y la* c*onducta"*: la "enfermedad de Alzheimer", el "epónimo" —nombre de la persona que da el nombre a una enfermedad— más famoso de la historia de la medicina. Se había descrito, con esta primera publicación, una cruel enfermedad, pero, también, acababa de ver la luz, una rutilante estrella mediática que iba a llenar, pasado el tiempo, muchas páginas de revistas médicas y de medios de comunicación de todo el mundo.

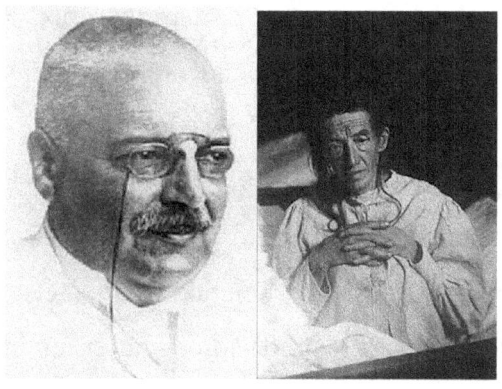

(Figura 6-1) Alois Alzheimer y su paciente Auguste

La enfermedad de Alzheimer (EA) es la más frecuente de las demencias (75%), entendiendo por demencia, *"el síndrome debido a una alteración cerebral, adquirida, generalmente de naturaleza crónica y progresiva, en el que hay un déficit de múltiples funciones cognitivas, de tal magnitud, que repercute en la actividad cotidiana del enfermo"* (OMS).

La causa de la EA es desconocida, pese a los considerables esfuerzos de investigadores de todo el mundo y los fuertes intereses económicos de las poderosas multinacionales farmacéuticas. Pese al temor —pánico algunas veces— de la población, la EA es esporádica en el 99% de los casos, sin factores predictivos seguros sobre quien la padecerá. Solo en el 1% restante hay un componente genético, siendo estas formas, por lo general, de inicio muy precoz y con mutaciones genéticas reconocidas.

No hay factores de riesgo claros que predispongan a la enfermedad, pero, por el contrario, si parecen existir factores "protectores", que de alguna forma pudieran disminuir la posibilidad de padecer la enfermedad: Una dieta mediterránea rica en antioxidantes y ácidos grasos omega 3. Un elevado nivel educativo y el mantenimiento de las actividades intelectuales en la madurez de la vida, crearían una "reserva cognitiva" que, sino prevenir de forma clara, permitiría una lucha más eficaz contra los síntomas de la enfermedad, sobre todo en los estadios precoces, "enmascarando" las deficiencias. Tal es el furor de estas "estrategias defensivas", que se han comercializado diversas aplicaciones informáticas, con el ánimo de la estimulación cognitiva en la tercera edad, con éxito notable.

Una buena recomendación, al llegar el momento de la jubilación, e incrementarse el tiempo libre, sería el aprendizaje de una nueva lengua. Este consejo se fundamenta en unas investigaciones publicadas en el año 2010, que demostraban que las personas bilingües tenían un supuesto menor riesgo de desarrollar la enfermedad.

Punto y aparte merece el tema de la actividad física. Quien estas líneas escribe lleva mucho tiempo preconizando la práctica del ejercicio físico, de forma regular, como un hábito saludable, imprescindible, para mejorar la cantidad y calidad de nuestras vidas. El "running", por ejemplo, es una alternativa asequible a todas las edades. Cómoda, popular y muy barata. ¿Y por qué este empeño? Pues porque existe, cada vez más evidencia científica, de que correr es una actividad placentera que mejora el estado físico y el anímico, y que también parece ser *"neurogenica"*. Me refería en un capitulo previo, a los experimentos llevados a cabo con ratones de laboratorio, activos físicamente y al mayor desarrollo neuronal que mostraban en sus hipocampos. Pues bien, en la enfermedad de Alzheimer es precisamente esta región del cerebro una de las más afectadas, hasta el punto de que uno de los marcadores diagnósticos que se utiliza, es la medida del tamaño de esta estructura cerebral, situada en la parte interna de los lóbulos temporales, mediante técnicas de resonancia nuclear magnética.

Según investigadores de la Universidad de Pittsburg (EEUU) existe una relación directa entre la distancia que una persona camina cada semana y el grado de protección de su tejido cerebral cortical.

Erikson y colaboradores, estudiaron un grupo de 300 personas a lo largo de 13 años. Cada una de estas personas debía dar una estimación de la distancia que paseaba a la semana. Después de 9 años de seguimiento, observaron que las personas que caminaron entre 9 y 12 kilómetros por semana, tenían un volumen mayor de sustancia gris, y un riesgo menor de padecer trastornos de la memoria. (Neurology, octubre, 2010).

Los factores de riesgo vascular: hipertensión arterial, diabetes, hipercolesterolemia y tabaquismo, incrementan, todos ellos, la posibilidad de lesión vasculo-cerebral (ictus), un factor asociado de daño cerebral ("demencia vascular") que incrementaría el deterioro cognitivo inherente a la demencia degenerativa propia del alzhéimer. De ahí la necesidad del control de estos riesgos, como objetivo fundamental, para aminorar la incidencia de demencia mixta ("vasculo-degenerativa")

Hay otros datos epidemiológicos peculiares y curiosos en la predisposición a padecer una EA. Por ejemplo, se ha visto que las personas que tomaban muchos "antiinflamatorios no esteroides" —por padecer algún tipo de reumatismo— tenían una menor tasa de enfermedad, pues tal parece, que estos fármacos "protegieran" de alguna manera de la enfermedad, al contrarrestar la inflamación que parece juega algún papel en su patogenia.

A modo de conclusión de lo expuesto, personalmente doy un consejo al que llega a su ansiada jubilación, rondando los 65 años: —*"apúntese usted a una academia y aprenda un idioma, cuanto más difícil mejor, cómprese unas zapatillas cómodas y corra un poco todos los días; coma poco, pero bien; con abundancia de pescado azul, añada un puñado de frutos secos al día, y mucha verdura. Que no falte nunca el color verde en su mesa, y relaciónese; con cuanta más gente, mejor".* Los riesgos vitales, siempre estarán ahí, y nadie puede librarse del infortunio, que le atropelle un coche o le caiga una teja en la cabeza y, le mate, pero adoptando estos hábitos de vida estará invirtiendo en su salud y contribuyendo a *"echar vida a los años, aparte de años a la vida".*

La eclosión, casi epidémica, de la enfermedad de Alzheimer en nuestros días está vinculada a la notable prolongación de la esperanza de vida, con un galopante envejecimiento poblacional en el mundo desarrollado. Su incidencia y prevalencia se duplica cada 5 años en las personas mayores de 65 años, estimándose que casi el 50% de los mayores de 85 años tienen algún grado de demencia. La edad es el factor de riesgo más evidente para padecer la enfermedad, razón por la cual, las mujeres están más afectadas que los hombres al ser más longevas.

Se manifiesta de forma insidiosa y progresiva, por lo que es difícil precisar cuándo se inició. Las primeras manifestaciones suelen ser las relativas a la memoria para hechos recientes, del tipo: *"¿quien vino a verme ayer?"*, *"¿Qué hemos comido en el almuerzo?"*, *"¿Con quién hablé por teléfono esta mañana?"*...Pese a recibir las respuestas, se muestran reiterativos, haciendo las mismas preguntas, una y otra vez. Aparición de objetos en lugares equivocados e insólitos: *las llaves en la basura, las gafas metidas en una zapatilla*...Olvido del nombre de los objetos: *"Dame la...la... ah!, no recuerdo como se llama"*. Desorientación temporal y espacial con pérdidas en los entornos habituales. Dificultades en la realización de gestos o actos simples: *abrir la puerta con la llave, equivocaciones con el cambio de marchas del coche...Cambios de humor injustificados... Problemas en el manejo de objetos muy habituales:*

confusión de utensilios en la comida…Fallos en actividades financieras: gestiones de cuenta corriente, equívocos en cubrir un talón. Falta de motivación en actividades hasta entonces rutinarias: dejar de leer el periódico, jugar a las cartas…

La apariencia macroscópica de un cerebro normal y de otro con alzhéimer es muy diferente, fundamentalmente por el grado de atrofia que presenta este último (Fig. 6-2) Pero lo que define la enfermedad son los hallazgos microscópicos: abundantes *"placas seniles"*, compuestas por una proteína llamada "betaamiloide" que van instalándose entre las neuronas, progresando en cantidad y extensión, hasta asfixiarlas y matarlas. Las neuronas, en su interior, también experimentan cambios, con la presencia de unos filamentos ricos en una proteína llamada "Tau", que conllevan una mayor fragilidad neuronal, y su muerte. (Fig. 6-3)

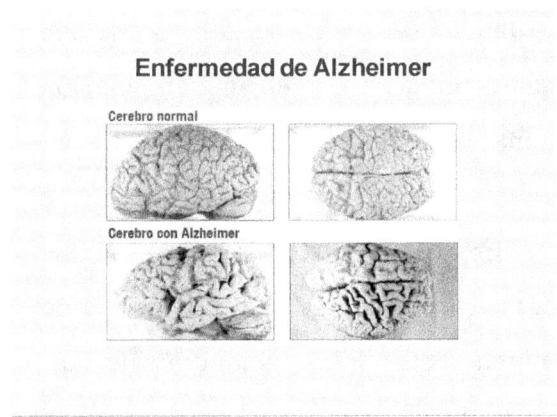

(Figura 6-2)

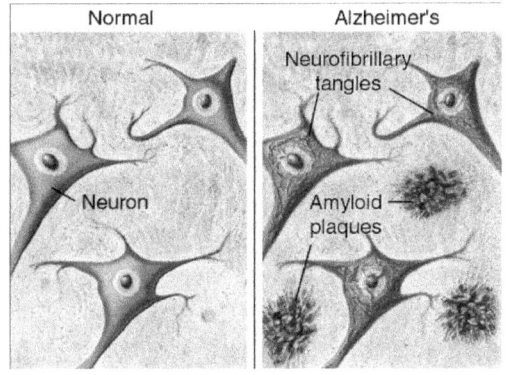

(Figura 6-3)

Todos los esfuerzos de investigación que se han realizado o están en marcha en el mundo —y son muchos, porque también es mucho el dinero que hay en juego— están centrados en evitar la acumulación de esta "proteína betaamiloidea", una especie de basura celular, que ahoga las neuronas, lenta e inexorablemente. Es la llamada "teoría amiloidea". Se han probado fármacos con diferente mecanismo de acción, con el objetivo de evitar su acumulo; vacunas, con la intención de desencadenar una respuesta inmunitaria en el paciente que combatiera esa proteína, pero, se han ido sumando fracasos y decepciones, no solo por no encontrarse una solución, sino porque en algunos casos se recogieron efectos secundarios muy graves. No faltan las opiniones críticas con esta teoría amiloidea, alegando una cierta "miopía" al enfocar la mirada hacia un objetivo, para ellos, equivocado. Últimamente, hay quienes han centrado su interés en la otra proteína protagonista ("la proteína tau") presente en el interior de las neuronas de los enfermos, y no faltan, tampoco, quienes abogan por un "agente infectivo" (del tipo de un prion) como responsable de la enfermedad.

¿Cómo acabara esta historia? Me viene a la memoria la enorme cantidad de estómagos que se amputaban hace años, afectados por "ulcera gastroduodenal", cuando hoy la cirugía es excepcional. El escenario cambio, radicalmente, por el descubrimiento de que un "bichito" llamado "Helicobacter pylori" era el responsable de la patología ulcerosa, y un sencillo tratamiento erradicador de una semana era curativo. Claro, este descubrimiento, supuso un premio Nobel de medicina. ¡Ojalá, más temprano que tarde, podamos decir algo parecido de esta cruel enfermedad neurodegenerativa!

El diagnostico de la EA no es fácil. La ayuda definitiva vendría por obtener una biopsia cerebral y analizar los cambios histológicos, pero ese procedimiento tiene riesgos y en la práctica no se realiza.

No hay ninguna prueba de laboratorio, o de otro tipo, que aporte un grado de sensibilidad y especificidad suficientes para el diagnostico, que solo podrá ser de probabilidad, nunca de certeza plena. La historia clínica —lo que nos cuenta la familia y el interrogatorio al paciente—, la exploración neurológica, la realización de "test psicométricos" —el "Minimental test" es el más utilizado—, determinaciones analíticas que nos permiten descartar algunas otras enfermedades que pueden cursar con demencia, son, todas ellas, formas de aproximarnos al diagnostico de una enfermedad de Alzheimer. Es habitual la realización de estudios de neuroimagen (TAC, RNM, PET), con la práctica de cortes específicos para medir el volumen de los hipocampos, un indicador que pudiera ser útil.

Se está empezando a determinar metabolitos de la proteína beta-amilode y de la "tau", bien en el liquido cefalorraquídeo, o ahora, también en sangre. Estas medidas van encaminadas, no solo a aumentar la precisión diagnostica, sino a detectar formas "presintomaticas" de la enfermedad, donde, habiendo ya cambios en los cerebros, aún no se aprecian síntomas. Poder actuar a este nivel, con fármacos que evitaran la progresión de la enfermedad, es un objetivo prioritario.

La enfermedad de Alzheimer no tiene curación —lamentablemente, todo apunta a que tardara mucho tiempo en tenerla—, aunque si hay tratamientos disponibles, pero de eficacia pobre y limitada en el tiempo. Están basados en la comprobación de que los cerebros de alzhéimer tienen menos cantidad de un neurotransmisor llamado acetilcolina, y bloqueando la enzima que degrada esta sustancia, aumenta su nivele cerebral. Reciben el nombre de "anticolinesterasicos". Hay varios y en diferentes presentaciones (donepezilo, rivastigminia, galantamina).

Se suelen prescribir de forma precoz, con una discreta mejoría, que se agota pronto. En las fases avanzadas de la enfermedad carecen de utilidad, y la tendencia es retirarlos, pues pueden producir más efectos secundarios que beneficios.

Es importante tratar otros síntomas asociados al deterioro cognitivo. Un antidepresivo puede mejorar un estado anímico bajo. En fases avanzadas, los trastornos de la conducta y el comportamiento son frecuentes (agresividad, delirios, alucinaciones...) y altamente estresantes para la familia. Medicación tranquilizante y pequeños trucos, como dejar un punto de luz nocturna en la habitación, pueden ser de ayuda.

Un problema grave es la inversión del patrón sueño-vigilia que tienen estos pacientes. Su "programador" cerebral del sueño esta averiado, y dormitan durante el día para estar insomnes y vagabundear por casa, durante las noches. Los hipnóticos clásicos no siempre funcionan y, personalmente, intento utilizar melatonina como "regulador" del sueño, administrándola bastante tiempo antes de ir a dormir.

Al final, el grado de deterioro es tal, que suele ser necesaria la ayuda profesional y/o el ingreso en residencias, pues el cuidador principal (esposa, hijas) termina claudicando y los hogares no disponen de los recursos asistenciales necesarios.

La expresión de que es *"una enfermedad que golpea el cerebro del paciente y el corazón de sus familiares"* no puede ser más cierta. Siempre, hay que resaltar la importancia de "cuidar al cuidador", en un camino largo y duro, plagado de obstáculos y dificultades, que recorren juntos el enfermo y su familia, en un largo y oscuro túnel, al que todos deseamos, pronto, verle la luz al final. ¡Ojalá que así sea ¡(Fig. 6-4)

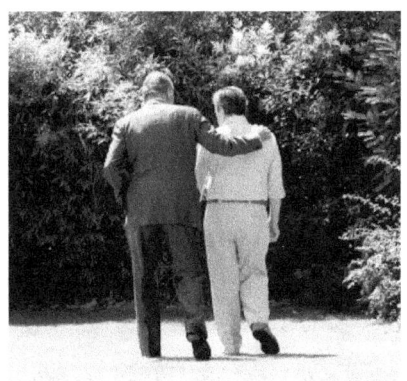

(Figura 6-4)

7. *"Me tiembla la mano, mientras me afeito"*

El temblor es un motivo frecuente de consulta neurológica. Casi, siempre, suele surgir la misma pregunta:

— *"¿No tendré eso del párkinson, doctor?"*.

A lo que suelo contestar con un refrán de mi cosecha:

—*"Ni todo el que tiembla tiene un párkinson, ni todos los párkinson tiemblan "*.

El temblor es *"un movimiento rítmico alrededor de un eje"*, que puede afectar a cualquier parte del cuerpo, aunque lo más frecuente es que asiente en una o en las dos extremidades superiores, afectando más a las manos. Podemos temblar por muchas razones: por miedo, por ejemplo, o cuando nos encontramos excesivamente ansiosos... son *"temblores fisiológicos"*. Otros tipos forman parte de enfermedades. El más frecuente de todos es el llamado *"temblor esencial"*. Tiene un componente familiar importante y es típico que el temblor se desencadene cuando mantenemos una postura o realizamos una acción —tomar un café, beber un vaso de agua—, pues cuando la extremidad esta quieta, en reposo, el temblor desaparece. Al contrario del temblor que acompaña a la enfermedad de Parkinson, que en este caso es de "reposo": presente, cuando la extremidad se mantiene inmóvil, en reposo, y desapareciendo cuando adopta una postura o se moviliza.

La enfermedad de Parkinson (EP) es la segunda enfermedad neurodegenerativa más frecuente, después de la enfermedad de Alzheimer. Descrita en 1817 por el médico ingles James Parkinson, también ha pasado a formar parte del elenco de médicos más famosos de la historia. En un librito titulado "Parálisis agitante" describió, hace ya dos siglos, el trastorno al que da su nombre. (Fig. 7-1)

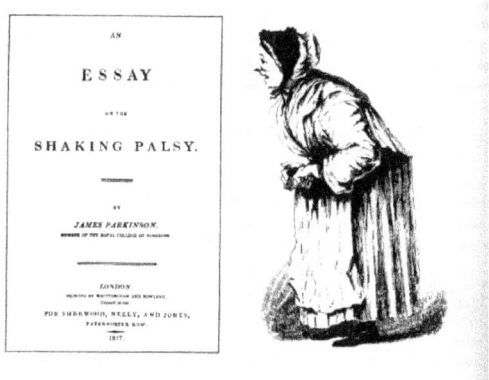

(Figura 7-1)

El temblor está presente en el 70% de los pacientes con EP. Se inicia en un lado del cuerpo, y con el tiempo, suele afectar al otro. Desaparece con el sueño. La lentitud en realizar los movimientos ("bradicinesia") es otro de los datos cardinales de la enfermedad. Se pierde habilidad o destreza en las actividades de la vida diaria como escribir, coser, afeitarse, abrochar un botón, pelar una fruta, etcétera. Hay rigidez para la movilización de las articulaciones. En la exploración se manifiesta con una peculiar sensación de "rueda dentada", cuando movilizamos la extremidad. La postura y la marcha, también, se afectan, con una tendencia a encorvarse, y a que los pasos sean cortos, arrastrando los pies. Muchas veces el párkinson "se diagnostica de oído", antes de ver al paciente, cuando oyes el arrastre, titubeante, de los pies, antes de que entre en la consulta. Los bloqueos de la marcha, más acusados en fases tardías de la enfermedad, desencadenan caídas frecuentes. La cara "es el espejo del alma" pero en el caso del parkinson es espejo de la situación motriz del enfermo Aparece inexpresiva, con rictus rígido —"cara en jugador de poker"—, como el rostro, imperturbable, del jugador de este juego.

La enfermedad de Parkinson es la más frecuente y representativa del grupo de trastornos relacionados con la patología de movimiento. Cuando ejecutamos un actor motor, la orden se origina en la corteza motora del cerebro y pasa, luego, a "modularse" en unas estructuras que asientan en la profundidad del órgano, denominadas "ganglios de la base" (Fig. 7-2), con conexiones entre ellas muy ricas y complejas. Un circuito —especialmente relevante en la EP—, es el que se extiende desde las neuronas pigmentadas, agrupadas en la parte alta del tronco del encéfalo —la llamada "sustancia negra"—, proyectando sobre los ganglios basales, en el llamado "circuito nigro-estriatal". Estas neuronas son ricas en un neurotransmisor llamado dopamina. Aunque la causa de la EP sigue siendo desconocida, —se ha especulado con muchas hipótesis—, se origina una muerte de neuronas de esta vía nerviosa (Fig. 7-3), y con ella, una disminución de dopamina cerebral. ¡El dato cardinal neurobioquimico, que define la EP y el fundamento del tratamiento!

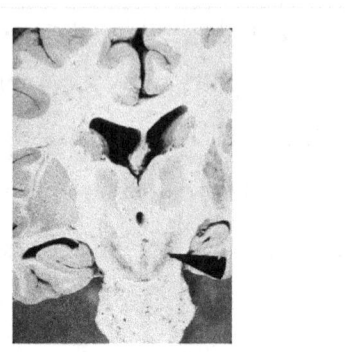

(Figura 7-2) Cerebro. Ganglios de la base

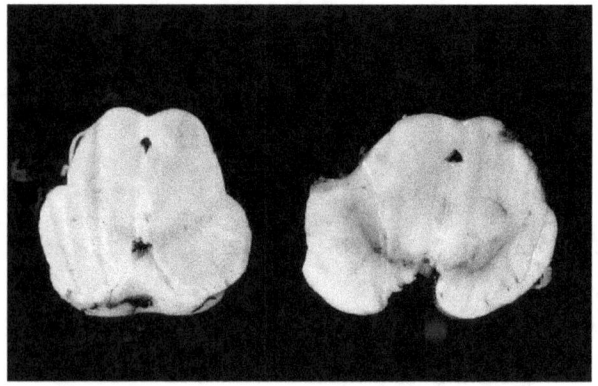

(Figura 7-3) Sustancia Negra troncoencefalica. EP y sano

La primera fase en la evolución de la enfermedad se denomina de "luna de miel", pues, igual que ocurre en el matrimonio, los inicios discurren sin problemas.

La afectación es leve o moderada y el tratamiento es eficaz, mejorando la capacidad motora comprometida por la enfermedad. Pero, pasados los primeros años, empiezan los problemas: las pastillas que antes funcionaban; dejan de hacerlo, su eficacia, cada vez, es menor, aparecen bloqueos, imprevisibles, de la marcha y de la capacidad motriz, ("fenómenos on-off"). Surgen movimientos anormales, tan molestos o más, que la propia enfermedad ("movimientos coreicos"). Hay que hace ajustes en la medicación o introducir fármacos nuevos, en un intento de control sintomático. Pero como enfermedad neurodegenerativa que es, progresa inexorablemente, y en fases avanzadas la situación motora se complica. ¡Las primeras batallas las podemos ganar, pero la guerra está perdida!

El grado de invalidez aumenta y el paciente pasa a ser altamente dependiente. En fases tardías suele ser habitual un cierto grado de deterioro cognitivo asociado ("párkinson-demencia") y, son frecuentes los efectos secundarios de los fármacos antiparkinsonianos (alucinaciones, ideación delirante)

Cada vez, hay más evidencia, de que en la EP existe una "fase pre-clínica", en la que, estando ya presentes los cambios neuronales, aún no han aparecido las manifestaciones motoras típicas de la enfermedad. Dentro de las neuronas degeneradas se encuentran unos corpúsculos ("cuerpos de Lewy"), compuestos de una proteína llamada "alfa-sinucleina". Estos corpúsculos se han encontrado en lugares tan alejados del cerebro, como los intestinos. En esta fase latente, preclínica, —también llamada "promotora"—, son frecuentes los síntomas depresivos, estreñimiento, disminución olfativa y alteración del sueño, todo ello, como antesala de la clínica motora clásica. El interés de encontrar marcadores precoces de la enfermedad, estaría en poder iniciar con prontitud tratamientos "neuroprotectores ", buscando detener la progresión. Parece obvio, que un tratamiento curativo solo surgirá cuando se conozca su etiología. Hasta entonces, tendremos que conformarnos con planteamientos sintomáticos, que alivian, pero no erradican la enfermedad.

El tratamiento de la EP, básicamente, trata de suplir la deficiencia de dopamina que existe en los cerebros de los pacientes, bien, aportando el aminoácido precursor ("levodopa") o con fármacos que actúan, directamente, sobre el receptor ("agonistas dopaminergicos"), solos, o en combinación.

La cirugía se viene realizando desde hace ya muchos años, con la particularidad, de que antes se hacía una cirugía ablativa, con resección de determinadas áreas de los ganglios basales y, desde hace unos años, se dispone de otras opciones, más "limpias": la implantación intracerebral de electrodos estimuladores, con una precisión milimétrica, que interfieren determinados circuitos ganglionares y consiguen —siempre que no surjan complicaciones— mejoría significativa ,aunque, raramente, permite retirar toda la medicación. El protocolo de estos tratamientos es multidisciplinar. El paciente tiene que ser cuidadosamente seleccionado, valorado minuciosamente y el proceso es largo y costoso. Los electrodos se conectan, por una extensión que se conduce subcutáneamente, con un neuroestimulador colocado debajo de la piel del pecho —tal si fuese un marcapasos cardiaco—. Los parámetros de estimulación se deben ajustar según las necesidades de cada momento. (Fig. 7-4)

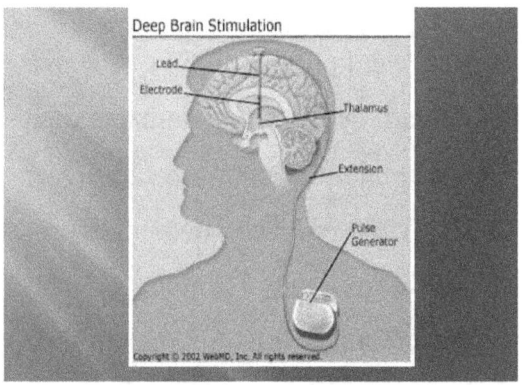

(Figura 7-4) Estimulación cerebral profunda

La fisioterapia, logopedia, "tai-chi", terapia ocupacional, apoyo psicológico...son, todas ellas, medidas de apoyo al tratamiento farmacológico y/o quirúrgico del paciente parkinsoniano.

8. "Esas malditas manchas blancas"

La mielina es una sustancia compuesta de proteínas y grasas, que sirve para proteger las fibras nerviosas y facilitar la conducción del impulso nervioso. Si pensamos en un cable de la luz es fácil encontrar una semejanza, un símil: *"los filamentos de cobre interno serian los axones de las fibras, y el plástico envolvente, vendría a ser la mielina"*. Pongo este ejemplo, porque lo utilizo, con frecuencia, para describir a mis pacientes como es un nervio. A continuación, suelo remachar a mi interlocutor que el neurólogo es *"igual que un electricista, pues ambos trabajan con cables"*. Es habitual que se sonrían, pero creo que no me falta razón (Figs. 8-1; 8-2)

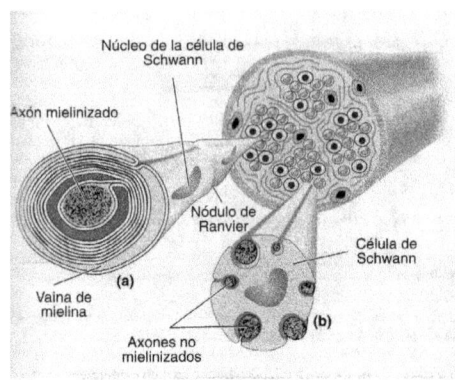

(Figura 8-1) Fibras nerviosas

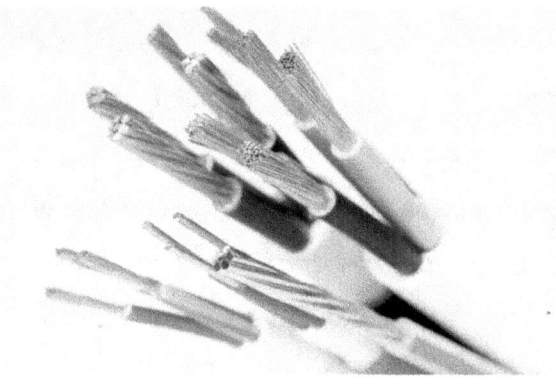

(Figura 8-2) Cables eléctricos

Hay varios trastornos que pueden lesionar la mielina, pero hay una enfermedad en la que el daño de esa cubierta nerviosa, tiene un protagonismo central: la

Esclerosis Múltiple (EM). Un trastorno que afecta más a mujeres jóvenes y que en su evolución conlleva, en muchos casos, discapacidad.

La EM es una enfermedad caprichosa, enigmática e impredecible. Y, estoy seguro, que, desde el año quince, del siglo XXI, decir esto, puede parecer poco afortunado, pero es la realidad. ¡Pura y dura!

No sabemos su causa, aunque las teorías han sido y, siguen siendo, muchas. Desde hace años se maneja la triada: "inmunidad, virus y mielina", como protagonistas principales de esta historia. Una enfermedad que en nuestro país afecta a casi 50.000 personas. Se especula de esta forma: "un paciente predispuesto, tendría contacto, en fases precoces de su vida, con un agente externo —probablemente un virus—, y años más tarde se provocaría una respuesta autoinmune, destructiva, contra su propia mielina". Un "coctel" siniestro, cuyos ingredientes se cebarían en estas personas lastrando seriamente sus vidas.

Puede parecer que cada vez hay más pacientes con EM. Probablemente, no sea cierto. Lo que sí es verdad, es que cada vez se diagnostican más casos, al haber mejorado, drásticamente, los medios, fundamentalmente, desde la implantación de la resonancia nuclear magnética (RNM)

La Esclerosis Múltiple es, sin duda, la enfermedad neurológica que más se ha beneficiado de los avances técnicos en neuroimagen. La RNM vino a poner luz donde antes solo había oscuridad. Recuerdo maniobras diagnostica que recogían los libros de mi época de estudiante —yo practiqué algunas—, y que hoy provocan la sonrisa de los MIR de la especialidad. El *"test de la bañera caliente"*, por ejemplo, era una de ellas: se invitaba al paciente a introducirse en una bañera de agua caliente y se valoraba si había incremento o no en su déficit neurológico, partiendo de la premisa de que el calor empeora la conducción de las fibras nerviosas. ¿Parece algo más propio de la edad media?, ¡Sin duda!, pero eran cosas que se hacían en los hospitales de este país entre las décadas 70-80 del siglo pasado. ¡Como quien dice, solo, hace unos días!

El curso clínico de la enfermedad en imprevisible, de ahí el interés de buscar marcadores predictivos de un mejor o peor pronóstico. El perfil evolutivo típico es el llamado "remitente-recurrente", con brotes de actividad de la enfermedad, que incluso con tratamiento intensivo y precoz, suelen dejar secuelas. Hay casos extremos, aquellos, con mucha" carga lesional" —abundantes lesiones en su cerebro y medula— y que, sorprendentemente, tienen una clínica menor con signos mínimos y una independencia casi plena para su vida. En el otro extremo; otros, que con mucha menos actividad clínica y menos lesiones, llegan rápidamente a la discapacidad. ¿Ambos son enfermos de la misma enfermedad?, parece que sí. ¿Que los diferencia? Lo ignoramos.

Otros casos —afortunadamente pocos— abandonan este perfil evolutivo típico y empeoran lenta y progresivamente —formas "secundariamente progresivas"—. Y una minoría siguen un curso progresivo, ya desde su inicio —formas "primariamente progresivas"—

La versatilidad de las manifestaciones clínicas es enorme, dependiendo de las vías nerviosas afectadas y del nivel del sistema nervioso central en que aparezcan las lesiones. Pueden aparecer manifestaciones visuales, motoras, sensitivas, de coordinación y estabilidad, afectación esfinteriana, etcétera, prácticamente de todo y en diferentes combinaciones. El neurólogo, casi siempre, piensa en esta enfermedad cuando ve a una paciente joven a la que le "pasa algo" neurológico. ¡Y muchas veces acierta!

La presencia, a lo largo del tiempo, de diversas manifestaciones clínicas neurológicas, que comprometen diferentes niveles del sistema nervioso central, con tendencia a remitir y recurrir, asociado al hallazgo de "manchas" —así es como, vulgarmente, llamamos a las lesiones o "placas"— en un estudio de RNM cráneo espinal, algunas más activas que otras —dependiendo de si captan o no contraste— es el escenario diagnostico más típico de la enfermedad (Fig. 8-3). Otros métodos complementarios: estudio del líquido cefalorraquídeo o valoración de la conducción vías nerviosas con la realización de técnicas neurofisiológica— "Potenciales evocados"— ayudan al diagnostico.

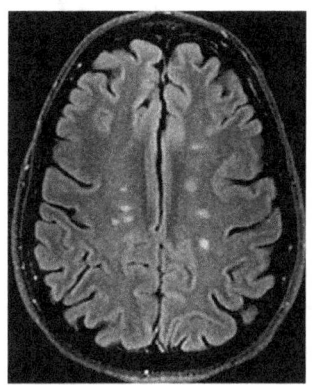

(Figura 8-3) RNM. Lesiones desmielinizantes

El tratamiento de la enfermedad, también, ha cambiado, y mucho. Hasta hace no muchos años, solo se disponía de los esteroides para aliviar los brotes de actividad. Hoy disponemos de fármacos que interfieren en la base inmunológica ("fármacos inmunomoduladores") intentando aminorar la intensidad y la frecuencia del "ataque" a la mielina. Diferentes "interferones" inyectables fueron el primer eslabón terapéutico, después surgieron "anticuerpos monoclonales" y, ahora, preparados de administración oral, que tratan de mejorar la comodidad, la tolerancia y el cumplimiento terapéutico.

Ser una enfermedad de gente joven ha propiciado su visibilidad en "redes sociales", con la intención de crear un tejido social para el debate, la opinión y el estimulo para la investigación, en una lucha en primera persona contra un enemigo fuerte, pero al que se empieza a ver posibilidades reales de "hincarle el diente", definitivamente.

¡Sean bienvenidas todas las iniciativas!

9. Cefalea: "Un quebradero de cabeza"

Si a usted le duele la cabeza, con frecuencia, sepa que no está solo, que a la mitad de la población le ocurre lo mismo. No se agobie ni se preocupe, si es posible. El dolor de cabeza (cefalea) es la experiencia dolorosa más frecuente y principal motivo de consulta con el neurólogo. Estas son algunas de las cifras que justifican tan alta demanda: el 50% de la población experimenta dolor de cabeza de forma variable, un 12% padece migraña y el 5% aqueja cefalea a diario. (Fig. 9-1)

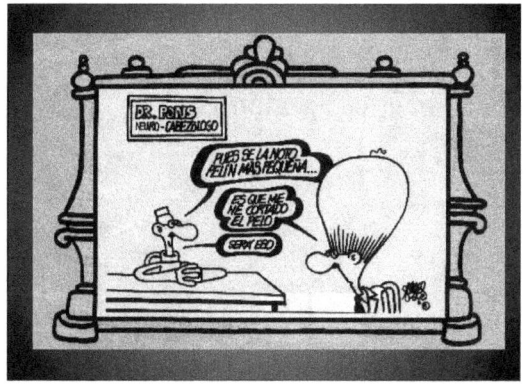

(Figura 9-1)

Cuando alguien tiene dolor de cabeza, de cierta intensidad y frecuencia, la primera asociación mental que le suele surgir es: *"algo malo debo de tener ahí dentro"*. ¡No es verdad! —Afortunadamente—, en la mayoría de las ocasiones. Este síntoma es un caldo de cultivo, muy fructífero, para la hipocondría. Los miedos se disparan y la "tumorfobia" se convierte en un pensamiento intrusivo. Sin embargo, la cefalea solamente es sintomática a patología intracraneal, en el 5-10% de los casos ("cefalea sintomática") (Fig. 9-2), pues en la gran mayoría de las ocasiones (90%), la cefalea es un síntoma primario, en el que el dolor de cabeza se convierte, el mismo, en enfermedad ("cefalea primaria"), sin que existan lesiones o problemas serios en el interior del cráneo.

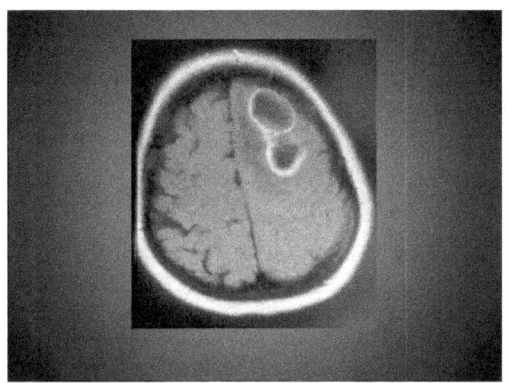

(Figura 9-2) TAC craneal. Tumor cerebral.

Pese a ello, los pacientes son sometidos a estudios complementarios —tac craneal y la resonancia magnética craneal—, la mayoría de las ocasiones, sin justificación clínica alguna.

¿Y por qué ocurre esto? Por varias razones. Una; y fundamental, por la presión que ejerce un paciente temeroso, ante un síntoma, por lo general crónico, a quien las explicaciones del médico no le acaban de convencer. Pero también —y es un habito en imparable ascenso—, porque la "maquinitis" está instalada en el inconsciente consumista de una sociedad tecnificada, demandante de pruebas y más pruebas, que confía en ellas como solución mágica. Todo ello, atizado por una práctica médica, defensiva y complaciente, sobre todo en el escenario de la sanidad pública, donde los costes no parecen importar a nadie.

Pero este furor consumista tiene un alto precio, sobre el que deberíamos estar alerta: la alta dosis de radiación recibida a lo largo de la vida. La realización de un tac craneal, por ejemplo, significa recibir la radiación equivalente a la práctica de unas cien radiografías a la vez. ¿Se haría usted, querido lector, semejante cantidad de radiografías, si yo se las indicase? ¿O quedaría perplejo, pensando que este neurólogo había perdido la sensatez? Hace tiempo que han empezado a levantarse las alarmas sobre la práctica desmesurada de estudios radiológicos —y el tac craneal lo es— en los pacientes. Sobre todo, en niños y jóvenes, por el riesgo de radiación acumulativa, a lo largo de los años. Altas dosis de radiación incrementan la incidencia de neoplasias de estirpe linfoide, por ejemplo.

Después de esta reflexión apelando a la moderación y la sensatez en las pruebas diagnosticas, quiero enfatizar que en este campo de la neurología —el estudio de la cefalea— es muy importante practicar *"el arte de escuchar y la sabiduría de preguntar"*. La silla sigue siendo —como le gustaba recordar al Dr. Gregorio Marañón, en el siglo pasado—, la herramienta más importante de las que dispone el médico. Con un detallado interrogatorio (anamnesis) del paciente, se consigue encuadrar la mayoría de las cefaleas, sin necesidad de estudios complementarios.

Dentro de las cefaleas primarias, la "migraña"— coloquialmente denominada "jaqueca"—es la principal protagonista. Afecta más a mujeres (12%), en las que suele ser compañera de viaje, desde la pubertad hasta la menopausia. Esta predilección femenina, parece estar justificada por la notable influencia que tienen las hormonas (estrógenos) en este tipo de cefalea.

La migraña es un trastorno crónico, multifactorial, recurrente, que cursa con episodios, más o menos frecuentes, de dolor de cabeza, por lo general, de intensidad creciente hasta hacerse tan "insoportable", que condiciona, severamente, la calidad de vida de quien la sufre (Fig. 9-3). El dolor suele afectar más a una mitad de la cabeza (hemicráneal) y, para complicarle más las cosas a la migrañosa, el dolor se asocia a náuseas, vómitos, fotofobia… confinándola en la cama, en penumbra, apartada del mundanal ruido, hasta que la "tormenta cefálica" vaya amainando.

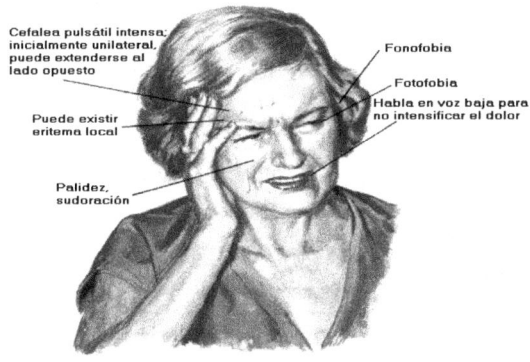

(Figura 9-3) Migraña. Sintomas

Hemos llegado, hace muchos años, a la luna, y navegamos por el "ciberespacio" raudos y veloces, con una imponente tecnología, pero somos tan "torpes" que hay cosas tan "vulgares" como la migraña, cuyas causas todavía desconocemos. Una, de las múltiples cosas, que nos deberían hacer bajar de la peana, cuando engreídos, nos aferramos a nuestra soberbia intelectual.

Algunas cosas, sin embargo, si conocemos. Como que la herencia juega un papel importante —"madres jaquecosas… hijas jaquecosas"—, en individuos que presentan una *"respuesta neuronal excesiva"* (hipotálamo, núcleos del tronco encéfalo), y en quienes, determinados estímulos (estrés, alimentos, cambios del patrón del sueño…) desencadenan una liberación de neurotransmisores cerebrales que favorecen una dilatación vascular intracraneal (el llamado "sistema trigémino-vascular") estimulando con esa vasodilatación receptores nociceptivos (aquellos que median en la trasmisión del dolor). Así, más o menos, es el curso de los acontecimientos que se ponen en marcha en la migraña. O en palabras más técnicas, esa es su etiopatogenia.

Un tercio de los migrañosos experimenta "aura": manifestaciones que anteceden el ataque de dolor y que les ponen en guardia, sobre la llegada de la crisis dolorosa. Las más frecuentes son las visuales: destellos luminosos (fosfenos), visiones en "zigzag" (Fig. 9-4), amputación del campo visual…o bien, manifestaciones sensitivas (hormigueos en la mitad del cuerpo), bloqueos del lenguaje, etcétera.

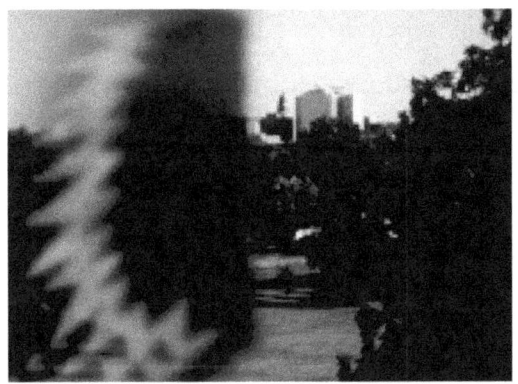

(Figura 9-4) Aura visual migrañosa

El perfil clínico típico, de la migraña, suele ser de "ataques de dolor episódicos, con mayor o menor frecuencia, que en una minoría de casos, se hacen crónicos (migraña crónica) con presencia de dolor diario". ¡Un auténtico "calvario" para la paciente, sobre todo, y también para el médico que la atiende! En esta cronificación influye el abuso de medicación analgésica, que desemboca en situaciones de muy difícil manejo. Se asocian factores psicológicos, dependencia farmacológica y fenómenos de "rebote".

El varón se ve menos afectado por la migraña que la mujer, pero en ellos incide, de forma especialmente lastimosa, una variante de migraña llamada *"Cefalea histaminica de Horton"*. Este cuadro es de tal envergadura, que está considerado como "uno de los dolores más insoportables que puede sufrir el hombre". Es típica, su presentación en brotes de actividad, agrupados en varios días ("cefalea en racimos"), remitiendo espontáneamente o con tratamiento. El dolor es periocular, muy intenso, nocturno, acompañado de lagrimeo y congestión ocular y nasal del mismo lado (Fig.9-5) La intensidad del dolor es tal, que he escuchado a algún paciente, hacer referencia al suicidio, como vía de escape a su padecimiento.

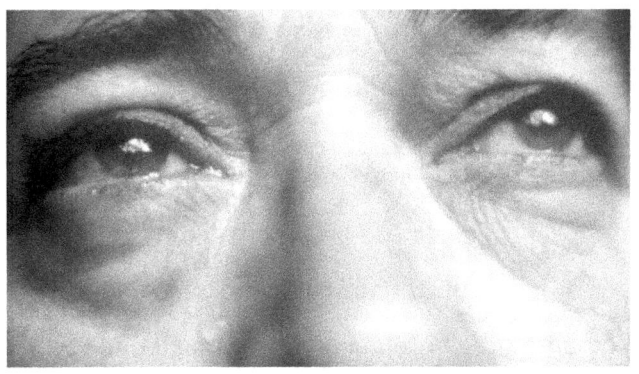

(Figura 9-5). Crisis dolorosa. Cefalea Horton

Si no hay un migrañoso igual a otro, también sus tratamientos serán diferentes y personalizados. Cuando la frecuencia de los ataques de dolor es escasa, bastara con usar antiinflamatorios no esteroideos (AINEs) y si no cede el episodio, o la intensidad ya es alta desde el inicio, recurrir a los triptanes, fármacos específicamente creados para tratar la migraña, con resultados aceptables. Hay varios en el mercado, comparten similares características y la respuesta es, casi siempre, individual. Las migrañosas veteranas conocen, perfectamente, cuál es el fármaco que mejor alivia su dolor, y ese "será el mejor para ellas", sin que pueda asegurarse que lo será para las demás.

Solo cuando la frecuencia de los ataques de dolor es significativa — a partir de 3-4 episodios de dolor /mes—, se utilizará un tratamiento preventivo, con el objetivo de aminorar la frecuencia e intensidad de los episodios. Hay varias alternativas que resultan eficaces, intentando que la prescripción sea personalizada, y con el principio básico en terapéutica: utilizar la "dosis mínima eficaz". En los últimos años se han posicionado varios fármacos antiepilépticos (valproato, topiramato) como herramientas útiles, también, en migraña. Su beneficio se fundamenta en el control de la "hiperexcitabilidad neuronal" existente en determinados centros nerviosos. Algunos antidepresivos clásicos (amitriptilina) suelen ser eficaces, también.

Con ser la "migraña" la entidad clínica más emblemática, no es la cefalea más frecuente. Este protagonismo lo tiene una forma a la que denominamos "cefalea tensional". Y hago la aclaración —porque suele prestarse a confusión el termino—, que nada tiene que ver este tipo de dolor de cabeza con la "tensión arterial", constante vital que se toma con un maguito en el brazo.

El dolor, en estos casos, es de localización occipital, frontal, o en toda la cabeza, su cualidad es opresiva —"es como si una cinta me estuviera oprimiendo", "como si un peso estuviera encima de mi cabeza"— siendo el dato más relevante, su presencia constante, día tras día ("cefalea crónica diaria") como molesto "compañero de viaje". Son personas con rasgos ansiosos, en los que el estrés que experimentan en su día a día, lo canalizan en diversas sintomatologías inespecíficas ("patología psicosomática"), manifestando la "tensión emocional" de sus vidas, en contractura o mala relajación de la musculatura craneocervical, desencadenando dolor espontáneo o la palpación. El perfil es bastante homogéneo: molestia constante en la cabeza, con asociación, en menor o mayor grado, de mareo crónico, insomnio, nerviosismo, rasgos depresivos…

Cuando un dolor es breve, muy intento y lancinante, tal si fuese "una descarga eléctrica", se dice de ese dolor, que tiene características "neurálgicas".

A nivel craneofacial, la neuralgia más frecuente y relevante es la "neuralgia trigéminal", por ser el nervio trigémino el que recoge la sensibilidad de la piel y las mucosas de la cara. Sus tres ramas, inervan la zona frontal, maxilar y mandibular, respectivamente. En personas mayores es frecuente que las arterias vasculo-cerebrales se endurezcan y distorsionen (arterioesclerosis), pudiendo "pinzar" o presionar alguno de los dos nervios trigéminos, en su recorrido intracraneal, provocando el cuadro neurálgico. El dolor, intenso y lancinante, puede aparecer de forma espontánea o desencadenarse por estímulos habituales de la zona (cepillarse los dientes, comer, tocarse la mejilla…) convirtiendo los días de estas personas en una pesadilla. La respuesta de la neuralgia del trigémino a fármacos, que alivian esa hiperexcitabilidad del nervio trigémino, es, por lo general, bastante aceptable. En los casos rebeldes se pueden intentar tratamientos infiltrativos con sustancias que "adormecen" el nervio y/o técnicas novedosas como la radiocirugía, que no precisa de la escisión nerviosa.

10. Crisis epilépticas: "la tormenta cerebral"

Al mencionar la palabra "crisis", como un resorte automático, en la mente de la mayoría de los lectores se encenderá un pensamiento asociado a economía, recesión, paro y todas las calamidades que nos bombardean desde los medios de comunicación, en los últimos años. Si la misma palabra "crisis" la llevamos al terreno de las relaciones afectivas e interpersonales, evocaremos sentimientos de desamor, separación, divorcio…Pero, si la menciona un neurólogo, probablemente, esté designando otra cosa. Se estará refiriendo a un *"evento desencadenado en el cerebro, de forma imprevista"*. Y es que, depende del contexto, el medio, o la profesión, una misma palabra puede tener significados muy diversos. Ventajas —o inconvenientes, vaya usted a saber— de una lengua tan poliédrica como la nuestra.

Una "crisis epiléptica" es el resultado de una *"descarga brusca, anormal, excesiva, de un grupo de neuronas que va a desencadenar un fenómeno neurológico súbito (motor, sensitivo o psíquico), de forma transitoria"*. (Fig. 10-1)

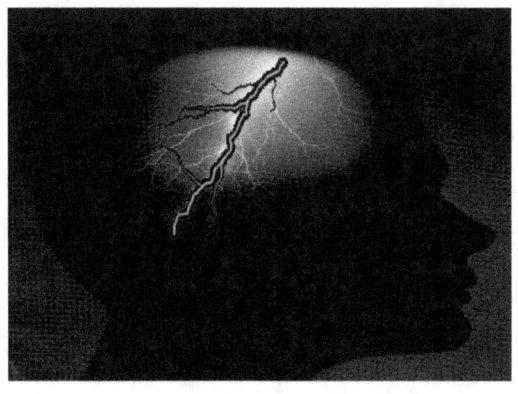

(Figura 10-1)

Esas descargas neuronales pueden ser provocadas o espontáneas. Solo, en este segundo caso, a esa crisis cerebral la llamaremos "crisis epiléptica" y, cuando se repite más de una vez, "epilepsia". La epilepsia, pues, es *"un trastorno crónico, definido por la presencia de episodios, recurrentes, de descargas excesivas de neuronas cerebrales, asociados a fenómenos clínicos o paraclínicos"* (OMS).

Al hablar de crisis epiléptica, surge, automáticamente, la imagen de un evento aparatoso, con perdida de conciencia, desplome, espasmos, mordedura de lengua, relajación de esfínteres y confusión poscrítica. Es la imagen estereotipada que se tiene del fenómeno epiléptico. Pero hay otras formas, muy variadas, de manifestarse una crisis epiléptica.

Dependiendo de cual sea la función de la zona del cerebro cuyas neuronas descarguen en exceso, así serán las manifestaciones de las crisis. Si esa descarga queda limitada a esa región y no se generaliza al resto del cerebro, será una *"crisis epiléptica parcial"*; si lo hace , la llamaremos *"crisis epiléptica generalizada"* Cuando las neuronas involucradas están relacionadas con el movimiento será una *"crisis parcial motora"* (sacudidas de una extremidad, versión de la cabeza…), si intervienen en la sensibilidad, la crisis será *"parcial sensitiva"* (

hormigueos bruscos que recorren una zona del cuerpo) y así, según sean las diferentes experiencias sensoriales, resultaran crisis visuales, auditivas, lenguaje, etcétera. Es frecuente, durante una crisis, que se comprometa la conciencia, ya sea en cantidad o contenido —el paciente parece "desconectado" del entorno, como absorto—en cuyo caso, se la denomina "ausencia". Las hay más elaboradas, con manifestaciones psíquicas y sensoriales diversas, a veces abigarradas y entremezcladas, con diagnostico no siempre fácil.

A modo de anécdota, que ejemplariza este último extremo, contaré una experiencia personal de cuando trabajaba en un hospital comarcal: una mujer joven, me consultó porque venía presentando, desde hacia tiempo, unas "sensaciones extrañas". Se mostraba recelosa a contármelas. Al ganar confianza, me explicó que consistían en unas percepciones visuales, repetidas, casi siempre de la misma forma, de una "imagen de apariencia humana" que se le aparecía delante de su campo visual. Ella sabía que no era real y estaba muy angustiada. Su familia la notaba rara en esos momentos, como si estuviese desconectada del entorno, hasta que pasaban unos minutos e iba reaccionando. Le ocurría desde hacía bastante tiempo, y no se había atrevido a contárselo a nadie, por temor que la llamase "loca o endemoniada"— fueron sus propias palabras—.Vivía en una pequeña villa y temía que le podía traer mala reputación entre sus vecinos si aquello se divulgaba.

El neurólogo—servidor— apareció en su vida, porque en uno de esos episodios perdió la conciencia y se desplomó, y su médico de cabecera la remitió al hospital.

Le solicité un estudio electroencefalografico (estudio de rutina en epilepsia) y, allí, apareció un "foco epiléptico" muy llamativo. Se llama así, a la aparición de ondas de la actividad cerebral, muy marcadas, en una región localizada del cerebro, en este caso a nivel temporo-occipital izquierdo. Pedí una RNM (es lo que se hace habitualmente) para descartar que no hubiera algún tipo de alteración o daño cerebral detrás. Y, efectivamente, allí debajo apareció un "cavernoma": una malformación de vasos del cerebro con apariencia de una mora de zarza. A los pocos meses, el neurocirujano le extirpo su lesión cerebral y las "visiones fantasmagóricas" desaparecieron. Esta paciente presentaba "crisis parciales complejas" a las que llamamos "psicosensoriales"

Una crisis epiléptica puede ser la manifestación de lesiones cerebrales, de naturaleza diversa, sean connatales o adquiridas a lo largo de la vida. Las causas son múltiples: traumatismos craneoencefálicos, meningoencefalitis, ictus, tumores, encefalopatías diversas, alteraciones en la estructura cerebral, etcétera. Decimos, en estos casos, que las crisis son "sintomáticas". Cuando surgen en un cerebro normal, indemne de cualquier lesión, las llamamos "idiopáticas". Las primeras son más frecuentes en edades avanzadas ("Epilepsia tardía") mientras que las segundas son más propias de la infancia y juventud.

El estudio de toda crisis epiléptica está bastante estandarizado: recogida minuciosa de datos clínicos en el interrogatorio al paciente y a su familia o testigos de las crisis, exploración neurológica y solicitud de estudios complementarios, entre los que un electroencefalograma (EEG) y una resonancia magnética (RNM) no deben faltar.

El EEG es un estudio que registra., mediante la colocación de unos electrodos en el cuero cabelludo, la actividad eléctrica cerebral. Un trazado sinuoso, con ondas, de diferente forma y frecuencia. Cuando se registra una "crisis", el trazado cambia, adoptando una apariencia diferente, con presencia de ondas más picudas ("puntas") y bien ondas lentas y prominentes ("Ondas agudas"). Hay crisis que tienen trazados típicos y engloban todo el registro (fig. 10-2) y otras veces la anormalidad está localizada en una región más circunscrita del cerebro ("foco eléctrico")

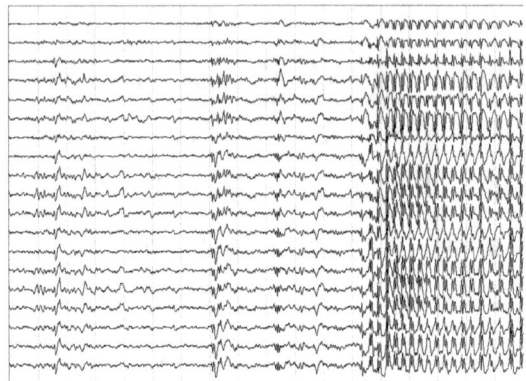

(Figura 10-2). EEG. Crisis de ausencia

La epilepsia es un trastorno que estigmatiza mucho a quien lo padece. Es una enfermedad que conserva miedos ancestrales y muchos mitos que la han acompañado a lo largo de la historia y que aún perduran, lamentablemente. Esta "mala imagen", viene condicionada por los casos en que a las crisis se asocian a retardo mental, o algún tipo de minusvalía psíquica o física, pero son los menos, pues la mayoría de enfermos son personas con sus capacidades y habilidades conservadas, que trabajan, viven y se divierten como cualquiera, y que en casi el 80 % de los casos, controlan su enfermedad, con la medicación apropiada. No hay lugar, pues, a ninguna etiqueta ni estigma. Conozco muchos epilépticos —algunos de ellos compañeros sanitarios— que hacen una vida como la mía, solo con la precaución de no realizar actividades de riesgo, en solitario, por la pura sensatez de evitar peligros.

En los últimos años hemos tenido la suerte de incrementar nuestro arsenal de tratamientos para los epilépticos. La aparición de nuevos fármacos ha permitido mejorar su tratamiento y su control, aunque todavía haya un 20% de pacientes ("epilepsia farmacoresistente"), que no van bien con ninguna de las posibles combinaciones medicamentosas. Suelen ser epilepsias con algún tipo de daño cerebral asociado, connatal o adquirido, y en estos casos rebeldes, la "cirugía de la epilepsia" es una buena opción. Equipos multidisciplinares estudian al paciente con diferentes técnicas modernas, que permiten localizar el "área hiperactiva", para realizar un abordaje neuroquirugico, poco agresivo, y resecarla. Tengo la experiencia —y la alegría personal— de poder comprobar cómo algún paciente joven, que llevaba años bregando con múltiples crisis diarias, rebeldes a tratamientos farmacológicos, se han liberado de su "infierno", después de ser sometidos a neurocirugía.

Cuando se presenta una crisis generalizada, con caída al suelo, presencia de contracturas y sacudidas más o menos violentas, mordedura de lengua y relajación de esfínter urinario ("crisis generalizada tonico-clonica") , si es el primer episodio, dura mucho tiempo o se repite, es prudente enviar al paciente a un servicio de urgencias hospitalario. Mientras tanto, le procuraremos una postura cómoda, libre de ataduras como la corbata, en postura ladeada para evitar bronco aspiración, sin que sea necesario meterle nada en la boca. La administración de Valium, vía rectal, es una medida eficaz, dada su rápida absorción, mucho más que si lo administramos por inyección intramuscular.

Algunas formas de epilepsia, merecen algún comentario particular:

Cuando un niño tiene mal rendimiento escolar, y se despista, hay que estar atento a descartar episodios de "ausencias" —episodios en los que se desconecta de la realidad que le rodea—, pues esta forma de "*Epilepsia ausencia de la infancia*" es fácil de diagnosticar y tiene tratamiento eficaz. (Fig. 10-3)

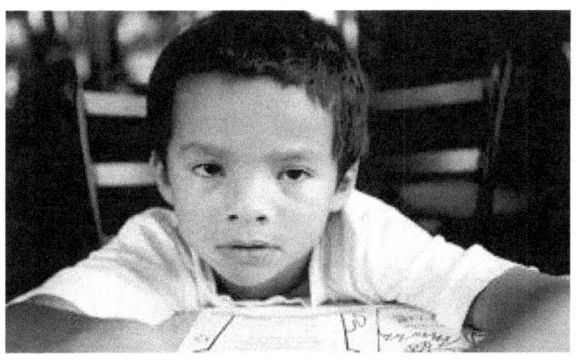

(Figura 10-3). Crisis de ausencia en un niño.

La presencia de "sacudidas" bruscas, en las extremidades superiores, preferentemente, por las mañanas y en jóvenes, es un cuadro típico de una "*Epilepsia mioclónica*". Suele pasar mucho tiempo sin diagnóstico, pues nadie piensa que esa persona, a la que se le caen las cosas de la mano (taza del desayuno, cepillo de dientes, zumo...) por sus bruscas sacudidas o espasmos, pueda tener una Epilepsia.

11. Trago mal, y mis manos se están descarnando"

Ser neurólogo es un reto apasionante desde el punto de vista intelectual, al tener la posibilidad de afrontar el conocimiento y el estudio de algo tan interesante como el cerebro y el sistema nervioso. Pero tiene sus lados amargos y duros, al enfrentarse con la realidad asistencial de enfermedades degenerativas, incurables, con secuelas importantes, en las que la capacidad terapéutica es pobre o muy escasa. El paso del tiempo te dota de una cierta "coraza" protectora sobre ese sufrimiento humano, con el que convives a diario, aunque es imposible desprenderse de la tristeza, rabia e impotencia que ciertos cuadros te producen. Uno de estos ejemplos es la "Esclerosis Lateral Amiotrofica" (ELA).

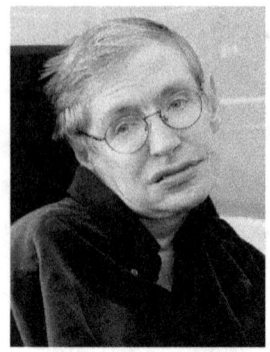

(Figura 11-1) Stephen Hawking

Una cuestión preliminar: Es frecuente que el término "esclerosis" cause cierta confusión en pacientes e incluso en los medios de comunicación. Se confunde la "Esclerosis Múltiple" con la "Esclerosis Lateral Amiotrofica" y, ese error es grave, primero porque no se parecen en nada (salvo en lo de "esclerosis") y segundo, porque su abordaje y su pronóstico son totalmente distintos.

La ELA fue descrita, por vez primera, por el neurólogo francés Jean Martín Charcot, en 1869, por lo que en medios francófonos recibe también ese nombre, a diferencia de los anglosajones, donde tiende a denominarse "enfermedad de Lou Gehring", en honor al famoso jugador de béisbol americano, retirado por padecer esta enfermedad.

Es una enfermedad —afortunadamente— rara, pero no excepcional, pues su incidencia suele ser de 2 casos nuevos, por cada 100.000 habitantes / año, algo más frecuente en varones a partir de la edad madura. Se ha hecho muy mediática por la notoriedad de alguno de sus enfermos —Stephen Hawking, sobre todo, (Fig. 11-1) aunque la suya sea una forma atípica de evolución y confunde a los pacientes—y por iniciativas recientes, muy difundidas por los medios de comunicación, encaminadas a potenciar recursos en la investigación y alternativas terapéuticas eficaces, para una enfermedad, lamentablemente, huérfana de las mismas. (Fig.11-2)

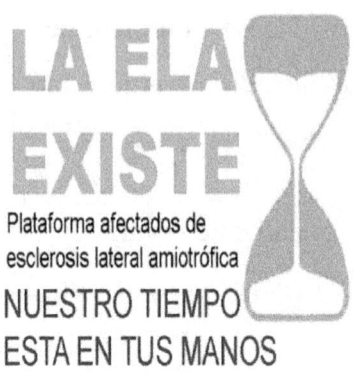

(Figura 11-2)

Está caracterizada por una degeneración progresiva —de causa no aclarada— de las neuronas motoras de la corteza cerebral, del tronco del encéfalo y de la medula espinal —de ahí que la llamemos, también, "enfermedad de la motoneurona"—.Aparece, lenta y progresivamente, debilidad muscular, que se extiende de unas regiones a otras. Es típica la afectación de los músculos de las manos; que se atrofian, las piernas; con dificultad para la marcha, la lengua; comprometiendo la deglución, y modificando el habla (disartria). El compromiso de los músculos respiratorios marca un punto de inflexión en la evolución, al hacerse necesario el apoyo ventilatorio mecánico externo. La autonomía motora queda muy comprometida, y solo se mantienen intactos los sentidos, la sensibilidad, el intelecto y, curiosamente, la musculatura ocular.

Hay un dato clínico típico de la enfermedad —que el paciente puede referir espontáneamente o bien al ser preguntado por ello— y, también, ser recogido en la exploración: la presencia de "fasciculaciones". Son pequeñas tremulaciones de las fibras musculares, visibles en diferentes grupos musculares. ¡Ojo! ¡Las fasciculaciones pueden presentarse de forma habitual, sin presentar enfermedad de motoneurona! Son frecuentes después del ejercicio en los músculos fatigados tras el esfuerzo. A mí, por ejemplo, después de correr una larga distancia me fasciculan los músculos de las piernas, durante días. Hay un tipo que se presenta en músculos de fibra muy fina —los parpados, por ejemplo—que reciben el nombre de "mioquimias" y están asociadas a estrés, fatiga visual o sueño poco reparador. Inquietan bastante a quien las tiene pese a ser intrascendentes.

Más de un médico he visto en mi consulta, pálido y angustiado — si sale de guardia aún más— lleno de fasciculaciones y con el pensamiento y su preocupación puestos en la ELA. Solo, cuando estas fasciculaciones se asocian a otros datos objetivos: amiotrofia (pérdida de masa muscular) y debilidad, puede sospecharse enfermedad de motoneurona.

El estudio electromiografico (EMG), un registro eléctrico de la actividad muscular, de forma espontánea y mediante estimulación del nervio, es el método complementario fundamental para confirmar la sospecha diagnostica.

En el 90% de los casos su presentación es esporádica y no predecible. Su etiología es desconocida aunque, periódicamente, surgen rumores sobre un supuesto origen neurotóxico en relación a tóxicos ambientales diversos. Un 5-10% es familiar, con una herencia autosómico dominante, por deficiencia de una determinada enzima.

No hay tratamiento curativo para la ELA. Existe un medicamento llamado Riluzole que "ralentiza", levemente, la evolución. Salvo excepciones, el curso sigue inexorable su evolución, invalidando al paciente y precisando de medidas de apoyos respiratorios y nutricionales.

12. Ictus: *"Una catástrofe cerebral prevenible"*

El "accidente cerebrovacular agudo" ("ictus") es la primera causa de discapacidad grave en el adulto y segunda causa de muerte entre las mujeres. ¡Un enemigo duro de roer! Pero, vencible, tanto, que se estima que si se controlasen, adecuadamente, los factores de riesgo vascular, se podrían evitar hasta el 80% de los casos. En España, cada 6 minutos, se produce un ictus, y al año aparecen unos 120.000 casos nuevos. La envergadura de este problema socio-sanitario es, pues, muy significativa, no solo por el problema médico asistencial, sino por la importante carga de secuelas que acarrea y su alto coste, individual y colectivo. (Fig. 13-1)

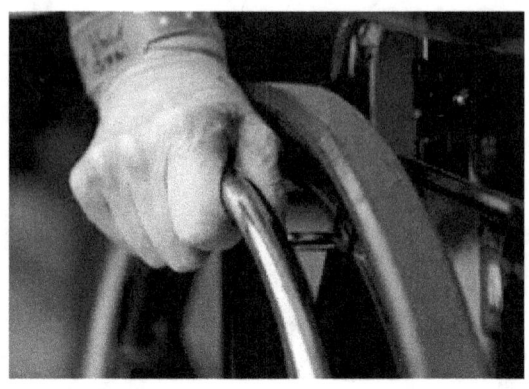

(Figura 13-1)

El "ictus" va ligado a la edad, su principal factor de riesgo. El envejecimiento poblacional al que asistimos, justifica la magnitud que esta alcanzado este problema. Según estimaciones, y teniendo en cuenta que en el año 2050 la población mayor de 65 años representara casi el 50% del total, se puede predecir que casi la mitad podría sufrir un accidente cerebrovascular.

El "ictus" puede ser de varios tipos. Básicamente, se divide en "isquémico" y "hemorrágico". El primero se produce por la obstrucción de una arteria, bien sea por un "trombo" ("arterioesclerosis cerebral") o por un "embolo" —fragmento de trombo procedente, habitualmente, del corazón—. La sangre no llega en cantidad suficiente a la región cerebral que nutre el vaso afectado, y las células cerebrales al verse privadas de nutrientes (oxígeno y azúcar) se necrosan y mueren. Otras veces, el vaso cerebral se rompe y sangra dentro del cerebro ("hemorragia cerebral", vulgarmente llamado, "derrame"). (Fig. 13-2) Si esa sangre procede de pequeñas dilataciones arteriales, llamadas "aneurismas", el sangrado se localiza en las cubiertas meníngeas ("hemorragia subaracnoidea"), o se localiza por fuera del cerebro, empujándole ("hematoma subdural"), muchas veces, con antecedente de un traumatismo craneoencefálico.

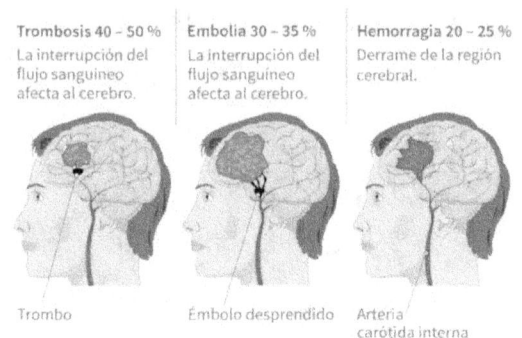

(Figura 13-2) Tipos de Ictus.

Las manifestaciones clínicas del ictus son muy variadas: pérdida de fuerza en una mitad del cuerpo, dificultad en el lenguaje, alteraciones visuales, dolor de cabeza... El gran reto es poder detectar los frecuentes "avisos" o "amagos", en forma de manifestaciones transitorias, —"Accidente isquémico transitorio. AIT— ya que suelen ser la antesala del ictus establecido.

Sorprende la escasa información de la población respecto a la actitud a seguir ante un AIT, y eso es grave. No prestando adecuada atención o infravalorando los síntomas, aumenta el riesgo de recurrencia y, esta vez, puede que lo haga en forma de un ictus definitivo y establecido. Conocer la sintomatología del ictus, puede facilitarse aprendiendo maniobras rápidas de detección: se le invita al paciente a que ejecute tres actos sencillos: "Hable", "Sonría" y "Levante los brazos" (Fig 13-3), teniendo presente que aunque los déficits puedan ceder en pocos minutos, la valoración médica debe ser urgente. Hacer lo contrario, es correr un riesgo evitable.

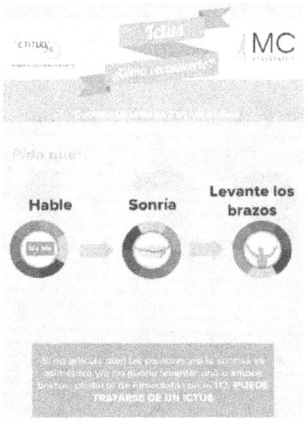

(Figura 13-3) "Ictus". Como reconocerlo

La asistencia médica al ictus ha cambiado de forma radical en los últimos años. Hasta hace poco, los recursos terapéuticos eran escasos y sufrir un ictus grave era sinónimo de quedar con un lastre de por vida, con secuelas importantes. Pero las cosas, afortunadamente, han cambiado. La implantación de recursos que coordinan los diferentes niveles de asistencia, mediante la activación del llamado "código ictus", ha sido una medida de extraordinario valor, en una "cadena terapéutica" a contrarreloj. ¡El tiempo, aquí, no solo es oro, también es cerebro! (Fig. 13-4)

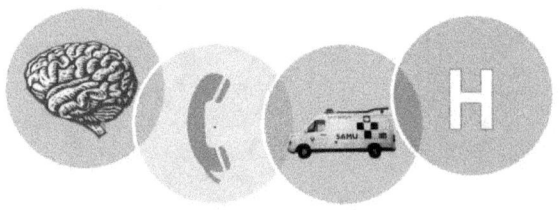

(Figura 13-4) "Código Ictus": una cadena asistencial

Se pone en marcha toda una logística de detección y tratamiento a pie de enfermo, traslado al hospital de referencia, donde se ha activado la alerta de la llegada —el tiempo es tan valioso que se ha acuñado la expresión, el "tiempo salva cerebro"—, la atención hospitalaria en unidades especificas ("unidades de ictus") por equipos entrenados en la administración de tratamientos fibrinoliticos. El objetivo es disolver el trombo y restaurar el flujo cerebral, o si el caso lo permite y está indicado, la aplicación de un tratamiento endovascular: las hábiles manos del médico experto son capaces de llegar, con un fino catéter introducido en una arteria, al punto de la circulación cerebral donde se ha producido la obstrucción. Aplicando unos dispositivos (a modo de sacacorchos) (Fig. 13-5), se extrae el trombo ("trombectomia mecánica") o se coloca una especie de muelle para dilatar la arteria ("stent"). La rapidez de las actuaciones viene justificada por no sobrepasar el tiempo ("penumbra isquémica") en que se produce la muerte neuronal irreversible.

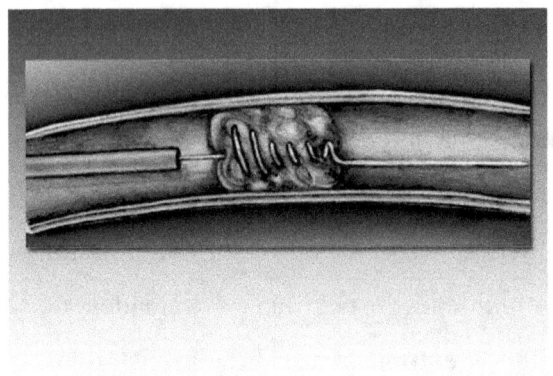

(Figura 13-5) Trombectomia mecánica

La "hemorragia intracerebral" (se le sigue llamando vulgarmente "derrame cerebral") es un cuadro con alta tasa de mortalidad, aunque algunas formas localizadas y no complicada pueden beneficiarse de un tratamiento neuroquirurgico evacuador precoz. El "sangrado subaracnoideo", si no es masivo, tiene mejor pronóstico. Se intenta anular el punto del sangrado (habitualmente un "aneurisma"), mediante "sellado" del mismo con abordaje endovascular, sin necesidad de cirugía, y cada vez menos, por "clipaje" quirúrgico.

El adecuado control de los denominados factores de riesgo vascular: hipertensión arterial, diabetes, obesidad, hiperlipemia, tabaquismo… permite una prevención primaria del ictus. La detección precoz y el tratamiento pertinente de las "arritmias cardiacas emboligenas" que favorecen la llegada de trombos a la circulación cerebral, es también fundamental, para disminuir su incidencia.

13. *"Se me caen los parpados por las tardes"*

Hay enfermedades dentro de la neurología, que aun siendo infrecuentes, tienen una clínica tan típica, que permiten su diagnóstico con relativa facilidad. La "Miastenia Gravis" (MG) es un ejemplo. A quien diagnostican esta enfermedad suele asustarse y no le faltan motivos. Conviene matizar: una enfermedad apodada "Gravis=Grave" impresiona… ¿O no? Es una rémora de épocas pretéritas, más pesimistas. Hoy, se la denomina "Miastenia adquirida autoinmune".

Es la entidad más representativa de las patologías llamadas de "placa neuro-muscular", el punto de conexión entre las fibras nerviosas con las fibras musculares. (Fig-13-1)

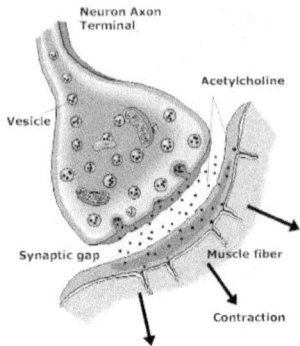

(Figura 13-1) Placa motriz. Unión neuro-muscular.

En este lugar, el impulso nervioso se trasmite por intermediación de un neurotransmisor llamado "acetilcolina". En la Miastenia surge el problema de una producción de "anticuerpos" que van a bloquear los receptores a los que se une, quedando comprometida la trasmisión nerviosa hacia el musculo. Aparecen, así, los datos típicos de la enfermedad: debilidad y fatiga cuando se ejercita la musculatura, de forma repetida.

La Miastenia puede afectar cualquier músculo del cuerpo. Su gravedad es mayor cuando se comprometen los músculos que intervienen en la respiración, pudiendo ser necesario el ingreso en la UCI. En la mayoría de casos la afectación queda limitada a la musculatura que moviliza el globo ocular, los elevadores de los parpados y la que interviene en la deglución y fonación.

En la "Miastenia ocular"— la forma más habitual— los parpados claudican a medida que pasa el día, por efecto de la fatiga acumulada. Al perderse el alineamiento de la mirada aparece estrabismo y, es frecuente, la visión doble (diplopía) (Fig. 13-2)

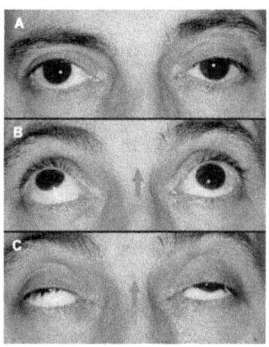

(Figura 13-2) Miastenia Ocular. Cierre palpebral, al mirar hacia arriba.

La MG es una "enfermedad autoinmune". Pertenece al grupo de enfermedades— de perfil muy variado— en las que se producen anticuerpos: proteínas que atacan a tejidos del propio individuo, lesionándolos y comprometiendo su función.

El tratamiento se fundamenta en la utilización de "corticoesteroides" y en unos fármacos específicos llamados "anticolinesterasicos", que consiguen un control aceptable en la mayoría de los casos. En los más graves son necesarios "inmunosupresores", que contrarrestan la base inmunológica del cuadro y, en algunos casos seleccionados es necesario eliminar los anticuerpos circulantes mediante una técnica de filtrado especial de la sangre llamada plasmaferesis.

14. *"La vida es sueño"*

Dormir es imprescindible en nuestra vida. El sueño y la vigilia forman el más típico ciclo biológico del ser humano. Nos pasamos un tercio de nuestra existencia durmiendo.

Y, ¿Por qué dormimos? Pues, probablemente, por varias razones: por un componente reparador, sin duda, y, también, para ayudar a sedimentar el aprendizaje diurno y la memoria, contribuyendo, con ello, a un desarrollo cerebral adecuado.

El sueño no es una actividad pasiva, ni mucho menos. Durante el mismo se realizan importantes funciones corporales (hormonales y metabólicas) y también mentales (actividad onírica). Todo, con una base reguladora neurobioquimica muy compleja.

Cuando nos quedamos dormidos, nuestro cerebro se "ralentiza". La actividad bioeléctrica —registrada con un electroencefalograma— se va enlenteciendo progresivamente ("sueño lento"), alternando con otras fases, intermitentes y breves, de actividad cerebral más rápida ("sueño rápido"). En esta segunda fase es típico que aparezcan unos movimientos oculares (REM, en sus siglas en ingles), visibles bajo los parpados. Este peculiar movimiento ocular permite diferenciar las fases del sueño en dos estadios: las "fases REM" y las "fases No REM", según estén o no presentes.

El 80% de nuestro sueño es "no REM", con un trazado EEG lento, una disminución de la frecuencia cardiaca y respiratoria y la bajada de la temperatura corporal. En el otro 20% de la noche aparece "sueño REM", con sus movimientos oculares típicos, la aceleración del ritmo cardiaco y respiratorio, incremento de actividad metabólica y relajación muscular profunda (atonía). Es en esta fase REM cuando "soñamos".

Pero algo tan placentero como el sueño, puede derivar, con frecuencia, en patología. Un tercio de la población tiene problemas de sueño. La Academia Americana del Sueño ha descrito cerca de 80 trastornos, lo que da una idea de la magnitud del tema. Revisaré los más relevantes:

Insomnio

Autentica "epidemia social". Puede ser de conciliación, de mantenimiento o despertar precoz, con un sueño de escasa duración o de mala calidad que repercute en la actividad del día siguiente: fatiga, mala atención, etcétera.

El insomnio transitorio lo hemos experimentado todos. Circunstancias médicas, emocionales, ambientales, laborales, muy diversas, cursan con problemas en el sueño.

El verdadero problema es el "insomnio crónico", con una prevalencia alta (15%) y, más frecuente, en mujeres. Suele ser consecuencia de un estado de "alerta mental" y de un "especial miedo" a no dormir, que a su vez genera tensión emocional, entrando en un círculo vicioso que cronifica el insomnio, y del cual es difícil salir. (Fig. 14-1)

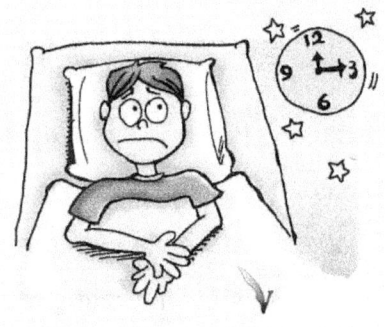

(Figura 14-1)

Conviene recordar que a medida que envejecemos nuestro sueño tiende a ser de peor calidad y necesitamos dormir menos horas. Se olvida, con frecuencia, obligando a los ancianos a permanecer en cama más de lo que necesitan.

Siempre hay que indagar —y preguntar al compañero-a de cama— sobre presencia de apneas, ronquidos, movimientos anormales... que pueden justificar un "insomnio secundario"

El tratamiento del insomnio es todo un reto. Las formas transitorias suelen ir bien, simplemente, controlando los factores desencadenantes. El autentico "caballo de batalla" es el insomnio crónico, donde es fundamental modificar los malos hábitos adquiridos, tratar la frecuente dependencia farmacológica, los fenómenos de tolerancia a hipnóticos que obligan a subir las dosis, y el indeseable "efecto rebote" al suspenderlos. Hay que estimular la adopción de estilos y hábitos de vida que mejoren el estrés: "mindfulness", yoga, tai-chi, deportes aeróbicos... "A días estresados siguen noches de insomnio", por lo que es fundamental apaciguar la actividad diurna si queremos lograr un sueño eficaz y reparador.

Las terapias psicológicas cognitivo-conductuales tienden a contrarrestar o eliminar la asociación mental: cama>sueño>miedo>insomnio.

El tratamiento farmacológico estándar recae en las benzodiacepinas de vida media corta, en los últimos años desplazadas por fármacos mejor tolerados como el zolpidem. Hay que hacer tandas cortas de tratamiento o intercalar descansos semanales para evitar la dependencia. Es muy complicado luchar contra el hábito instaurado en la sociedad de la "pastillita para dormir". Como si de un ritual se tratase, forma parte del consumo de muchas personas mayores, reacias a abandonarlo, después de haberlo instalado en sus vidas, con fuerza. Otros fármacos como los antidepresivos (amitriptilina, trazodone), en dosis bajas, pueden resultar útiles. La melatonina es una alternativa "natural", útil en el manejo del insomnio en el paciente anciano, que no acaba de cuajar todo lo deseable, al ser considerado un recurso menor y poco creíble.

Síndrome de las piernas inquietas.

Es una causa frecuente de insomnio. Consiste en una sensación, muy "desagradable", que el paciente experimenta, preferentemente, en sus piernas y que le cuesta precisar: hormigueo, picor, dolor, imposibilidad para mantener el reposo... sobre todo al llegar la tarde. Se acentúa por las noches, en la cama, impidiéndole conciliar el sueño.

La prevalecía de este trastorno es muy alta, alrededor del 10% de la población. Hay que descartar que no sea sintomático a una diabetes, una insuficiencia renal, ingesta de psicofármacos o niveles bajos de hierro en sangre.

Su conocimiento se ha popularizado, el diagnóstico es sencillo, y la respuesta terapéutica es aceptable con algún tipo de benzodiacepinas y/o a agonistas dopaminergicos, también utilizados en el parkinsonismo.

Síndrome de apnea del sueño.

Caracterizado por la presencia de múltiples pausas respiratorias durante el sueño nocturno, conlleva una mala calidad del mismo, con despertares frecuentes y lo más importante — y no siempre reconocido— la presencia de una marcada somnolencia diurna.

El paciente suele ser un roncador importante, que presenta déficit de atención y abotargamiento diurno, pero con el dato cardinal de una excesiva somnolencia. Se queda dormido en situaciones de reposo o monotonía, como la conducción de un vehículo, con el grave riesgo viario que implica. Son pacientes obesos, pletóricos, hipertensos, con frecuentes alteraciones en la vía aérea: desviación del tabique nasal, hipertrofia amígdalar… que deberán ser corregidas.

El diagnostico se confirma en un estudio polisomnografico, aunque la descripción del compañero de cama suele ser suficiente para la sospecha. (Fig. 14-2)

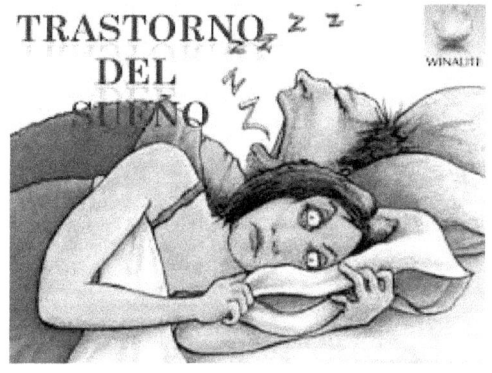

(Figura 14-2)

El objetivo prioritario es reducir peso, con lo cual, se corrigen muchos casos. Es prudente una valoración ORL y cuando todo esto falla, se indica la utilización de CPAP, una mascarilla nocturna, de presión positiva continua, que "abre" la vía aérea, alivia las apneas y mejora la oxigenación sanguínea.

Narcolepsia

Es un trastorno en el que existen "ataques de sueño" de duración variable y presentación insólita: durante el trabajo, conduciendo, etcétera. (Fig. 14-3) Esta "hipersomnolencia" puede asociarse a otras peculiares manifestaciones: caídas por perdida del tono muscular, ante situaciones emotivas como sorpresa, risa, excitación sexual... ("cataplejía"), imposibilidad para el movimiento en los estadios de transición entre el sueño y la vigilia ("parálisis del sueño") y alucinaciones auditivas o visuales en los periodos de adormecimiento ("alucinaciones hipnagogicas").

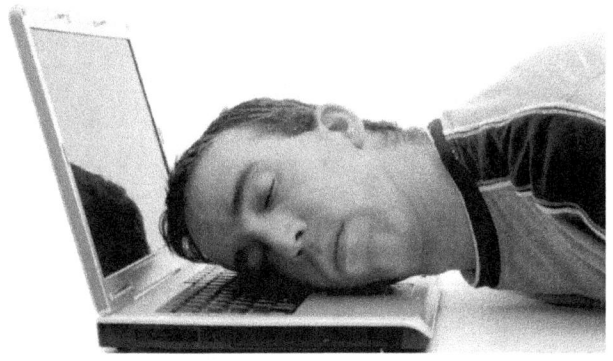

(Figura 14-3)

Se diagnostica con la ayuda de polisomnografia, es una enfermedad con base hereditaria y de evolución crónica e incapacitante para aquellas actividades que impliquen riesgo (maquinarias, trabajo en alturas....)

Se recomienda realizar varias siestas breves, y la utilización de fármacos estimulantes (amfetaminicos. Modafinilo)

Parasomnias.

Son trastornos de conducta o motores que acompañan al sueño. Según la fase del sueño en que aparezcan, se dividen en dos grupos: "Parasomnias no REM" y "Parasomnias REM"

Dentro del primer grupo las más frecuentes son el "Sonambulismo" y los "Terrores nocturnos".

En las segundas, el cuadro más destacado es el llamado *"Trastorno de conducta asociado a sueño REM". B*astante desconocido, pero relativamente frecuente.

Quienes lo padecen, básicamente, lo que hacen es "exteriorizar" sus ensoñaciones. Cuando el contenido onírico es violento, el paciente grita, pega, agarra a su compañero-a de cama, se golpea y puede lesionarse. Esto ocurre porque no presentan la atonía propia de la fase REM. Hay una forma idiopática y otras secundarias al uso de algunos fármacos (antidepresivos), tóxicos (alcohol) o en el contexto de enfermedades degenerativas como el parkinson. Responden bien al tratamiento con Clonacepan.

Otra parasomnia, muy frecuente, propia del sueño REM, son la "Pesadillas". Episodios, con contenidos oníricos que cursan con ansiedad extrema y cuyo recuerdo persiste al despertar. Mas frecuentes en la niñez, en el adulto suelen estar en relación con trastornos psiquiátricos o con uso o abstinencia de diferentes fármacos.

"Decálogo para mantener un cerebro saludable".

Es habitual, hoy en día, ser previsores respecto a nuestra jubilación y planificarla adecuadamente con la contratación de seguros o planes de pensiones. Una cuestión de adaptar nuestro patrimonio económico a nuestra realidad futura. Lo mismo deberíamos hacer con nuestra salud. ¡Ser previsores! Pensar que los buenos hábitos en la juventud y en la madurez son clave para generar "resistencia" a las enfermedades en general y a las neurodegenerativas en particular.

En España se calcula que puede haber en la actualidad casi medio millón de personas mayores de 90 años, cifra que se prevé se multiplique por cuatro en el año 2050, según datos del Instituto Nacional de Estadística. Un largo recorrido vital para la mayoría, en el que cerca del 20% padecerá una enfermedad neurodegenerativa. Se impone, pues, una concienciación personal y social, sobre la adopción de estilos de vida y hábitos saludables que permitan que *"la vida sea muy larga pero, también, ancha y caudalosa"*. ¡Qué cantidad y calidad vayan parejas!

Con ese objetivo se ha propuesto un "DECALOGO PARA MANTENER EL CEREBRO SALUDABLE", siguiendo criterios de la "Fundación Cerebro" y con el aval de la Sociedad Española de Neurología.

Son estos:

1.- Practicar ejercicio físico moderado, a diario, y evitar el sedentarismo.

2.- Evitar el sobrepeso

3.-Mantenerse activo intelectualmente: leer, bailar, escuchar música, ir al cine y al teatro, conversar, aprender idiomas, viajar e interesarse por la actualidad

4.-Participar en actividades de grupo e interactuar socialmente.

5.-Controlar la tensión arterial

6.-Evitar la diabetes y la hiperglucemia

7.-Dieta baja en azucares refinados y en grasas saturadas, rica en verduras y pescados. ,

8.-Prevenir los accidentes, especialmente de tráfico, usando casco en las motos y el cinturón de seguridad en el coche.

9.-Evitar tóxicos, abandonar el tabaco y consumir alcohol con moderación.

10.- Mantener una actitud positiva ante la vida. Usar el buen humor siempre que se pueda, reír abiertamente, y eliminar el estrés.

www.ingramcontent.com/pod-product-compliance
Lightning Source LLC
Chambersburg PA
CBHW071812200526
45169CB00017B/183